AF457938

L'ALGÉRIE

AU POINT DE VUE CLIMATOTHÉRAPIQUE

DANS LES

AFFECTIONS CONSOMPTIVES

BIBLIOTHÈQUE NATIONALE R.F. IMPRIMÉS

CRÉATION D'UNE STATION HIVERNALE EN ALGÉRIE

PAR

LE Dr EDWARD LANDOWSKI

MEMBRE DE LA SOCIÉTÉ DE THÉRAPEUTIQUE,
DE LA SOCIÉTÉ DE MÉDECINE PUBLIQUE ET D'HYGIÈNE PROFESSIONNELLE, ETC., ETC.

PARIS
G. MASSON, ÉDITEUR
LIBRAIRE DE L'ACADÉMIE DE MÉDECINE
Boulevard Saint-Germain et rue de l'Éperon
EN FACE DE L'ÉCOLE DE MÉDECINE

1878

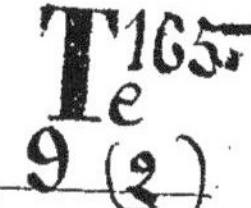
Te 165. 9 (2)

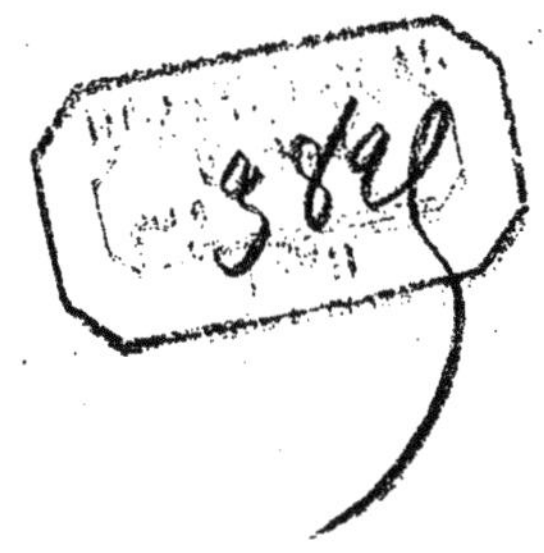

L'ALGÉRIE

AU POINT DE VUE CLIMATOTHÉRAPIQUE

DANS LES

AFFECTIONS CONSOMPTIVES

Te 165
9 (2)

L'ALGÉRIE

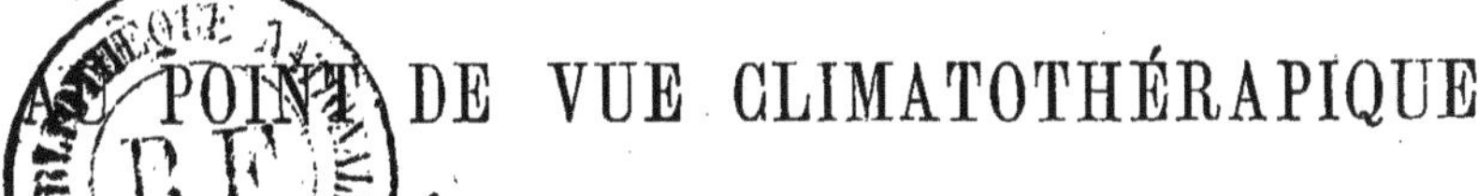
BIBLIOTHÈQUE NATIONALE
R.F.
IMPRIMÉS

AU POINT DE VUE CLIMATOTHÉRAPIQUE

DANS LES

AFFECTIONS CONSOMPTIVES

CRÉATION D'UNE STATION HIVERNALE EN ALGÉRIE

PAR

LE Dr EDWARD LANDOWSKI

MEMBRE DE LA SOCIÉTÉ DE THÉRAPEUTIQUE,
DE LA SOCIÉTÉ DE MÉDECINE PUBLIQUE ET D'HYGIÈNE PROFESSIONNELLE, ETC., ETC.

PARIS
G. MASSON, ÉDITEUR
LIBRAIRE DE L'ACADÉMIE DE MÉDECINE
Boulevard Saint-Germain et rue de l'Éperon
EN FACE DE L'ÉCOLE DE MÉDECINE

1878

L'ALGÉRIE

AU POINT DE VUE CLIMATOTHÉRAPIQUE

DANS LES

AFFECTIONS CONSOMPTIVES

PAR

LE Dr LANDOWSKI

CONSIDÉRATIONS GÉNÉRALES.

« A vrai dire, il n'y a pas de maladies, mais des malades. »

Ces paroles, si profondes et d'une si haute importance thérapeutique, de l'éminent professeur Gubler trouvent leur plus large application dans la phthisie pulmonaire.

Dans le traitement, pour un phthisiologue, il n'y a pas de phthisie, mais des phthisiques.

L'évolution de la phthisie dépend de tant de conditions complexes, qu'on pourrait dire qu'elle s'individualise chez chaque malade particulièrement.

Nous ne parlons pas ici du cachet spécial qu'elle imprime extérieurement aux individus atteints, ni des symptômes généraux dépendant de son évolution progressive, mais de sa marche intime, de laquelle il faut tenir compte avant tout.

Chaque fois que l'on traite cette affection sans tenir compte de l'individualité, on ne peut que constater l'inutilité de ses efforts.

Il n'y a pas de spécifique contre la phthisie pulmonaire ; il n'y a pas de médicaments, mais il y a des médications pour la guérir ; toutes les ressources de la thérapeutique doivent nous servir largement, et, en luttant contre l'affection, il faut, avant tout, améliorer le terrain et le rendre moins susceptible d'être envahi.

M. Pidoux dit que la phthisie n'est pas une maladie qui commence mais qui finit, et M. Guéneau de Mussy regarde la phthisie comme un moyen d'élimination des races dégénérées. — Cette terrible affection représente donc par elle-même le résultat total des conditions déprimantes de l'organisme, qui ne lui permettent plus de lutter contre les influences extérieures.

Cette élimination ne se limite malheureusement pas aux organismes vraiment inutiles à la propagation de l'espèce ; la tuberculose suit de près toutes les influences délibitantes de l'économie, et, comme, avec les progrès de la civilisation et de l'industrie, celles-ci existent en plus grand nombre, le tribut que l'humanité est forcée de lui payer atteint des chiffres effrayants.

Pourtant, c'est une des affections les mieux connues : l'anatomie pathologique est entrée dans ses plus minimes détails, et, malgré le désaccord apparent qui règne entre les dualistes et les unitaristes, entre les partisans de l'inoculabilité et ceux de la non-inoculabilité, tous sujets d'importantes et savantes polémiques, la thérapeutique de la phthisie a fait et fait, tous les jours encore, des progrès, en prenant pour base de son action l'association des moyens hygiéniques aux moyens thérapeutiques appropriés aux indications spéciales.

M. Fonssagrives asseoit le traitement de la phthisie sur deux éléments de la thérapeutique qui se prêtent un mutuel appui : les médicaments et l'hygiène ; la thérapeutique réduite à l'une de ces deux ressources est désarmée.

Le séjour dans une bonne station hivernale, dit M. Pidoux, ne doit pas empêcher de remplir les indications que l'état du malade peut présenter pour l'emploi de tel ou tel traitement : l'action des médicaments est d'autant plus efficace qu'ils sont administrés dans des conditions plus favorables et ont moins à faire, si je peux ainsi dire, pour produire leur bon effet.

Théodore Williams, le savant phthisiologue anglais, dit à ce sujet : « En vérité, si le climat entre pour une part dans notre système d'attaque contre ce mal terrible qui décime le peuple, il ne faut pas oublier qu'il ne sera que d'une bien minime ressource s'il ne se combine avec l'hygiène et la thérapeutique. »

Le Dr Maximin Legrand, le distingué rédacteur de l'*Union médicale,* traite également cette question dans une de ses récentes et savantes critiques. « De tous les côtés, en France et à l'étranger, dit-il, particulièrement en Allemagne, se fondent des établissements destinés à appliquer une des méthodes préconisées en vue de ce résultat. Ici l'on compte sur l'influence du climat ; là, sur l'altitude ; ailleurs, sur la gymnastique des poumons, sur la compression ou la raréfaction de l'air atmosphérique, sur l'emploi du koumys, sur celui des laits médicamenteux, etc., etc.

« Tous ces établissements prospèrent, tant est grande, malheureusement, la clientèle à laquelle ils s'adressent, et partout l'on constate de bons effets obtenus par ces médications simplistes, c'est-à-dire uniquement employées. N'en obtiendrait-on pas de plus constants et de plus définitifs si on les combinait toutes, ou, pour parler exactement, si on pouvait les appliquer toutes également, suivant les cas et suivant les indications, dans un même *sanatorium?* »

En un mot, c'est au riche arsenal de la médication que M. le professeur Gubler appelle contre-lésionale, que le médecin doit demander des armes dans sa lutte contre la phthisie. Une des principales ressources de cette médication est l'hygiothérapie, dont la climatothérapie constitue elle-même une branche particulière, d'une haute importance dans les affections qui nous occupent.

Le climat est un des agents physiques qui exercent la plus grande influence sur l'organisme humain. Cette impression se modifie cependant selon la nature du sol et sa production. Ainsi le climat, la nourriture, le sol et l'aspect général de la nature ont, dans le principe, influé avant tout sur la formation des différentes races humaines et donné en même temps la base des différentes organisations sociales des peuples et des nations.

En étudiant l'action physiologique du climat, ses propriétés et les modifications qu'il exerce sur l'organisme sain, il est impossible d'omettre les trois agents que nous venons de mentionner.

Nous nous éloignerons un moment de notre sujet, pour nous occuper de l'homme au point de vue de son développement intellectuel sous l'influence du climat.

Notons d'abord que la civilisation, dont l'Asie est le berceau, a toujours été confinée aux régions où le climat est chaud et le moins variable et le sol le plus riche, comme aux Indes, en Chine, jusqu'aux côtes de l'Asie mineure, de la Phénicie et de la Palestine.

En dépassant les limites de ces vastes régions et en examinant les peuples qui vivent dans les pays stériles, nous voyons partout les mêmes tribus nomades et grossières, pauvres à cause de la nature inféconde du sol, toujours barbares, sans aucune trace de civilisation et sans aucun mouvement intellectuel progressif.

Ce sont cependant les mêmes tribus, c'est la même race, qui, déplacée à différentes époques, a fondé de grandes monarchies, en Chine, dans les Indes et en Perse, où cette race est arrivée à un degré de civilisation qui n'est nullement inférieur à la civilisation des royaumes florissants de l'antiquité.

Autre exemple : les Arabes qui, dans leur propre pays, à cause de l'aridité du sol, ont toujours été un peuple grossier et inculte et le sont encore aujourd'hui, au VIIe siècle, en faisant la conquête de la Perse, au VIIIe celle de l'Espagne et au IXe celle du royaume de Lahore, éventuellement celle de l'Inde tout entière et de la côte africaine, ces mêmes Arabes qui n'étaient que des bergers et des voleurs vagabonds dans leur pays, sous l'influence de l'ensemble d'autres conditions climatériques, ont élevé de grands et puissants empires, bâti des villes, favorisé l'instruction, fondé des bibliothèques, et Cordoue, Bagdad et Delhi témoignent jusqu'à nos jours de quelles transformations un peuple est susceptible, au point de vue intellectuel et social, sous l'influence de ces grands agents : le climat et la nature du sol.

La supériorité de la civilisation européenne sur la civilisation asiatique et africaine présente également un exemple frappant de l'action du climat sur l'intelligence.

Toute la région tempérée européenne, qui n'est exposée ni aux chaleurs extrêmes, ni aux grands froids, et favorise un travail régulier qui permet à l'activité de l'homme, au point de vue moral et physique, de rester dans une tension non interrompue, a donné pour résultat le maximum de la progression intellectuelle et sociale des peuples qui l'habitent.

Citons encore un exemple curieux de l'influence des conditions climatériques :

Autant la richesse du sol, soumise dans son rendement à l'activité humaine, influe sur son progrès, autant l'abondance trop grande, indépendante de la volonté humaine, entrave son essor et son développement intellectuel.

Nous empruntons à Thomas-Henry Buckle, le grand penseur anglais, quelques données venant à l'appui de cette thèse :

Le Brésil, voisin de pays qui, dans la plus haute antiquité, possédaient une civilisation très-avancée, comme le Pérou, par exemple, n'a jamais présenté aucune trace de cette civilisation, et c'est une seule cause physique qui a suffi pour neutraliser l'influence des conditions climatériques et de la nature du sol : les vents alizés.

Comme on sait, ces vents sont les plus remarquables par leur règne constant autour du monde ; ce sont les vrais vents éternels ou perpétuels, comme dit M. Armand dans sa climatologie générale du globe.

Ils ne couvrent pas moins de 56 degrés de latitude, 28 au nord de l'équateur et 28 au sud, et dans cette immense étendue, comprenant les plus fertiles contrées du monde, ils soufflent pendant toute l'année, soit du nord-est, soit du sud-est, en apportant vers l'équateur de nouvelles masses atmosphériques, qui retournent vers le sud et vers le nord par le trajet supérieur.

En venant de l'est et en soufflant sur le côté oriental de l'Amérique du Sud, les vents alizés arrivent surchargés de vapeurs, par suite de leur traversée de l'océan Atlantique : arrêtés par les chaînes gigantesques des Andes, ils ne peuvent avancer vers l'ouest, et les vapeurs qu'ils portent sont, par intervalles, condensées en pluie qui tombe périodiquement et par torrents au Brésil.

Cette alimentation diluvienne abondante, ajoutée au vaste réseau de rivières qui fertilisent cette partie de l'Amérique, a donné au sol un surcroît extraordinaire d'activité.

Dans ce pays, presque aussi grand que l'Europe entière, on peut dire que la nature se livre à une orgie déréglée de puissance.

Eh bien, l'homme est réduit à une insignifiance absolue au sein de cette grandeur qui l'entoure. Le Brésil proprement dit n'a fait aucun pas vers le progrès : ses habitants, vrais sauvages errants, sont incapables d'abattre même les obstacles que la richesse de la nature a jetés sur leur chemin ; le peu de civilisation que, depuis plus de trois siècles, l'Européen a introduit le long des côtes, n'a jamais pénétré dans l'intérieur du pays : avec toutes les améliorations constamment apportées de l'Europe, il n'y a aucun signe d'avancement réel.

Les habitudes du peuple sont toujours restées barbares, et, chose curieuse, le Brésil, ce pays dans lequel les ressources physiques sont beaucoup plus faciles, plus abondantes que dans tous les autres, dont le sol est arrosé par les plus beaux fleuves, dont les côtes sont garnies de ports excellents, et dont l'immense territoire est douze fois plus grand que celui de la France, le Brésil ne compte qu'une population de six millions d'habitants !

Les quelques exemples que nous venons de donner montrent quelle décisive influence les conditions climatériques, concurremment avec les autres agents physiques, exercent sur l'économie humaine au point de vue de son développement moral et organique.

Dans la suite de notre travail, nous aurons encore à revenir sur cette question, en parlant de l'Afrique et plus particulièrement de l'Algérie. Pour le moment, reprenant notre sujet, nous nous occuperons de l'influence des climats, au point de vue de la physiologie médicale.

L'air est, sans aucun doute, le premier aliment de l'être humain. L'homme disséminé sur le globe terrestre est obligé de subir toutes les modifications dépendant des conditions climatériques ; et ces influences sur l'organisme, dans l'état normal, nécessitent des conditions spéciales pour pouvoir tourner à son profit ou ne pas lui devenir nuisibles.

C'est en se conformant à cette loi, que la nourriture des habitants des climats froids est essentiellement différente de celle des habitants des pays chauds. Les grandes quantités d'huile de poisson et de lard de baleine consommées journellement par un seul Esquimau tueraient sûrement cinq Hindous, de même qu'une poignée de riz et quelques dattes, qui suffisent par jour à l'alimentation d'un fellah égyptien, ne suffiraient pas à apaiser la faim d'un enfant Lapon de 4 ans.

L'action physiologique du climat froid oblige l'homme qui l'habite à maintenir, autant que possible, par son alimentation, le calorique animal; c'est une alimentation riche en carbone qui lui est indiquée, et c'est de celle-là qu'il fait le plus grand usage.

Des conditions tout opposées existent quant à l'habitant des pays chauds; c'est une nourriture riche en oxygène qui doit faire la base de son alimentation. Ainsi l'alimentation suit strictement les indications climatériques, comme une des règles hygiéniques que l'homme a créées partout à son insu.

Cette alimentation spéciale à chaque latitude imprime à l'économie une tendance particulière d'assimilation et de désassimilation, qui se transmet de génération en génération; cette tendance se conserve chez l'homme malgré le déplacement d'un climat à un autre, et ses descendants n'arrivent que graduellement à se conformer aux nouvelles exigences climatériques. Ce fait mérite une attention toute spéciale et doit entrer en considération dans le régime prescrit aux phthisiques qui viennent dans les stations hivernales du Midi, fuyant les rigueurs des hivers de leur pays.

En poursuivant notre thèse, nous ajouterons que l'homme, par expérience, arrive à un profond degré de connaissance des conditions hygiéniques à observer dans le pays qu'il habite, et bien souvent des usages qui nous semblent bizarres sont dictés par la nécessité. Il lutte instinctivement contre les influences nuisibles de chaque climat par des moyens hygiothérapiques appropriés. Est-il frappé de la maladie, il cherche et trouve des ressources dans les moyens le plus à sa portée et qui, très-souvent, sont le plus utiles. Un grand nombre de procédés thérapeutiques nous viennent par cette voie.

Nous rappellerons ici l'immunité des maladies de poitrine chez les Kirghizes, déjà constatée par John Griève, et plus tard par Maydell, Stahlberg, Karell, etc., qui tous attribuent à l'usage journalier du koumys cette heureuse exemption. En effet, les habitants de ces tristes plaines sablonneuses et salines, exposées pendant l'été aux vents secs et brûlants venant du désert qui borde le nord de la Bukharie et le lac Aral, alternant avec des hivers longs et rigoureux, devraient être décimés par la tuberculose : car ces steppes sont situées à 100 pieds au-dessous du niveau de la mer, ce qui, d'après les idées des phthisiologues modernes, est une des conditions les plus mauvaises.

Coïncidence curieuse qui mérite d'être relevée : les habitants des vastes plaines des Pampas ont également le privilége d'immunité de la phthisie, ce que les auteurs attribuent à la haute altitude des régions qu'ils habitent. La boisson favorite de ces populations (les Gauchos et les Piccieros) consiste dans du lait à l'état de fermentation lacto-alcoolique et presque identique, par la composition de ses principes constitutifs, au koumys des Kirghizes.

Nous n'avons pu nous procurer cette boisson, qu'il ne faut pas confondre avec le « pulqui », liqueur fermentée, sucrée, obtenue de l'Agave Cubensis, et très en usage dans ces contrées, d'après les renseignements fournis par plusieurs de nos distingués confrères de ces pays, notamment M. Ricardo Espinal de Lima.

Les Piccieros la préparent également dans des outres de peau, en ajoutant au lait un peu de farine et du foie de bœuf ou de veau, coupé en petits morceaux (probablement à cause de ses propriétés glycogènes).

Jusqu'à présent nous nous sommes occupé de l'influence du climat sur le développement de l'homme en général; la même question envisagée au point de vue médical devient beaucoup plus complexe.

Le climat, a dit Réveillé-Parise, n'est pas seulement le froid et le chaud ; c'est un être collectif qui se compose de la température, de la lumière, de l'électricité, de la sécheresse, de l'humidité, du mouvement de l'air, de la nature des lieux, des productions du sol. A céla M. Fonssagrives ajoute : « L'altitude, la direction des vents régnants, la présence ou l'absence d'abri contre chacun d'eux, la position continentale, riveraine ou insulaire, etc., etc., que d'éléments réunis pouvant, par les combinaisons presque infinies de leurs variétés, introduire des modifications dans la constitution climatérique de chaque pays et pour ainsi dire dans chaque localité ! »

Tout en tenant compte de la division générale des climats en froids, chauds et tempérés, au point de vue médical ils se divisent encore en climats salubres et insalubres, suivant leur influence morbigène ou non morbigène, dépendant de l'ensemble des conditions dans lesquelles ils agissent sur l'être humain.

Autant cette division a une importance réelle et parfaitement définie dans les maladies miasmatiques, autant elle ne nous est presque d'aucune utilité lorsqu'il s'agit de la phthisie; cette affection résulte de causes si complexes et si diverses que l'influence climatérique sur son développement ne joue qu'un rôle très-secondaire; dans toutes les latitudes, la phthisie fait plus ou moins de ravages.

L'exemption, dans les climats extrêmes du nord, doit plutôt être attribuée à ce que les êtres humains, faibles et chétifs ou prédisposés à la tuberculose, meurent tous en bas âge, ne pouvant lutter longtemps contre les rigueurs atmosphériques. Ceux qui survivent sont nécessairement forts et robustes.

La même raison d'immunité nous semble exister pour les pays soumis aux influences palustres, où les enfants, insuffisamment prémunis contre l'action délétère et miasmatique des circumfusa, succombent faute de résistance vitale.

Pour pouvoir établir une statistique des phthisiques dans ces pays, il faudrait, pour les contrées nord, faire la statistique exacte de la mortalité dans la première et la seconde enfance, et la comparer à celle des pays chauds et tempérés; pour les pays fiévreux, faire la même statistique et la comparer à celle d'autres pays dans la même latitude, mais exempts de fièvres.

En ce qui concerne les altitudes, à l'action thérapeutique desquelles on accorde depuis quelque temps une importance très-sérieuse, grâce aux travaux de MM. Jourdanet, Brehmer, Spengler, Krügger et avant tout Archibald Smith, le plus zélé partisan de cette théorie, il n'y a pas de doute que la pureté de l'air, d'une part, et la gymnastique permanente des poumons, occasionnée par les montées et les descentes, influent favorablement sur la race montagnarde ; ajoutons que l'alimentation lactée, la sobriété et le peu d'agglomération des habitations sont autant de conditions favorables pour empêcher le développement de la tuberculose.

Pendant notre séjour dans les Carpathes, nous avons pu constater ce que Kerry et Spengler constatent pour la haute Engadine, et Krehmer pour Davos-platz, c'est-à-dire la phthisie presque nulle même dans les régions moyennes, comme 1,000 pieds au-dessus du niveau de la mer.

Mais cette rareté de la phthisie dans les Carpathes ne se rencontre que sur quelques versants exposés au sud, où il y a de riches pâturages, du lait en abondance et du mamaliga, espèce de pâte préparée avec de la farine de maïs, nommée dans ces pays koukouridza, et qui constitue la nourriture principale de la population. Celle-ci se compose de sujets dont la taille est élancée, bien bâtis, formant une race particulière de montagnards superbes. Au contraire les régions plus élevées de ces mêmes montagnes, mais exposées aux vents froids du nord, livrent leur contingent de phthisiques aux hôpitaux de Cracovie. Dans la même latitude, à la même hauteur, on peut rencontrer différentes expositions de versants, avec ou sans voisinage de neiges et de glaciers, battus par différents courants d'air ascendants ou descendants, offrant une fréquence plus ou moins grande de pluies ou de brouillards: toutes causes agissant de façons diverses sur le développement de la phthisie. La température annuelle d'une altitude donnée est sujette à de fréquentes variations, et pas toujours en proportion inverse du degré de cette altitude, mais dépendant de la nature des vents dominants.

Pour M. Lombard, de Genève, qui base ses conclusions sur des observations prises dans les Alpes, l'air des montagnes est tonique, vivifiant, il imprime à la circulation, à la respiration, à la digestion, une activité plus grande, d'où résulte une hématose plus complète, c'est-à-dire un sang mieux nourri et plus abondant. A l inverse, M. Jourdanet observe que sur le plateau de l'Anahuac l'anoxhémie mine les populations et fait dégénérer la race; et malgré son enthousiasme pour la théorie des altitudes, il est forcé de constater que, à Mexico et à Puebla, où la phthisie est presque inconnue parmi les riches, les habitants pauvres, mal nourris et mal logés, ne jouissent pas de cette heureuse exemption.

Le Dr Lecadre dit également, dans son *Mémoire sur la mortalité par la phthisie*, que les moines, au couvent du mont Saint-Bernard, situé à 2,474 mètres au-dessus du niveau de la mer, sont décimés par la phthisie; et il se demande si l'humidité constante dont ils sont entourés, humidité froide et déprimante, n'est pas la cause qui leur fait perdre tout le bénéfice de l'altitude.

Comme on le voit, l'immunité pour la phthisie dans les altitudes considérables dépend des mêmes conditions hygiéniques et climatériques que partout ailleurs; et les différentes causes étiolantes suffisent là comme dans d'autres milieux pour annihiler les avantages de l'air des hautes régions : là encore malheureusement l'ubiquité de la phthisie se vérifie. Cette réserve faite, nous sommes loin de nier la fréquence beaucoup moins grande de cette maladie dans les altitudes, et les grands avantages que la thérapeutique peut tirer des conditions spéciales de l'air raréfié. M. Hirtz, dans une remarquable étude sur les climats, dit que le séjour sur les hautes montagnes facilite l'évaporation, l'exosmose gazeuse et liquide, débarrasse le sang de ses produits d'élimination, empêche ainsi la formation de dépôts caséeux, la dégénérescence des cellules et la conversion des inflammations en néoplasies misérables et régressives.

Brehmer voit dans l'influence excitante de l'air des montagnes une action stimulante sur le cœur : donc un mouvement plus rapide du torrent circulatoire et, secondairement, l'augmentation de la nutrition, ce qui empêcherait l'envahissement de la tuberculose, dont il attribue le développement à la faiblesse du cœur.

Le Dr Lombard, à qui nous devons d'importants travaux sur les altitudes, donne une explication toute mécanique : pour lui, l'emphysème provoqué par le séjour sur les montagnes, en influant sur le développement des cellules, amènerait une oblitération des vaisseaux qui serait peu favorable à la tuberculose.

Hirsch met en évidence la fixité de la température des montagnes, et Jourdanet, en considérant la phthisie comme une hyperoxygénose consomptive, en attribue la rareté dans les hautes régions à une diète respiratoire. Ce dernier auteur admet que, l'air des altitudes contenant à volume égal une moindre quantité d'oxygène, les poumons des tuberculeux doivent à cette circonstance d'être préservés contre les mouvements phlogistiques qui hâteraient l'évolution des tubercules. En parlant plus tard des traitements pneumatiques de la phthisie pulmonaire, nous reviendrons forcément sur ce sujet.

Autant l'immunité pour la phthisie, due à l'ensemble des conditions climatériques, est une rare exception, autant il est fréquent de voir cette affection se produire sous l'influence défavorable de certains climats.

On sait que les climats très-chauds précipitent son évolution; les climats froids et humides, l'inconstance thermique, la fréquence des brouillards, etc., favorisent son développement et exaltent son aggravation.

Étant admis que l'état morbide d'un organisme, issu de l'influence des conditions climatériques, indique le manque d'harmonie entre la force active de cet organisme et les conditions extérieures, il est évident que la transplantation de ce même organisme dans un milieu où cette harmonie peut s'établir sera un auxiliaire puissant pour ramener l'équilibre fonctionnel.

Dans les autres maladies chroniques, la climatothérapie a une importance incontestable.

Ainsi, par exemple, une dyspepsie chronique contractée en pays chaud guérit facilement dans un climat tempéré. Un rhumatisme des pays froids et humides guérit ou s'améliore dans un pays chaud et sec. Le goître, se développant sous l'influence du séjour dans une haute vallée, disparaît souvent par l'effet du séjour au niveau de la mer. Une choroïdo-rétinite aggravée par une atmosphère très-lumineuse guérit plus facilement dans un climat brumeux, etc., etc. En tenant compte de l'entité morbide, l'action du climat ne peut avoir la même puissance dans la phthisie pulmonaire ; mais cela ne diminue en rien son importance thérapeutique dans l'espèce, et cette action se manifestera toujours :

1° Par son action prophylactique sur la constitution et le tempérament du malade menacé d'une diathèse héréditaire, en le préservant, par des conditions spéciales, de toutes les influences pernicieuses pouvant amener le développement de la tuberculose ;

2° Par des conditions hygiothérapiques garantissant le malade contre toutes les causes qui ont influé, dans le principe, sur le développement morbide et qui pourraient encore lui être nuisibles ; le mettant dans des conditions toutes différentes et souvent même opposées à celles dans lesquelles la tuberculose a pris naissance ;

3° Par des influences agissant comme modificateurs sur l'état pathologique, et en rendant plus puissante et fructueuse l'action des autres moyens thérapeutiques opposés à la maladie.

Nous n'entrerons pas dans tous les détails de la climatothérapie, cette question ayant déjà été traitée, mieux que nous ne saurions le faire, par notre estimable confrère M. le Dr Bordier (1) : dans une intéressante Revue critique, il a rendu compte, avec la supériorité de vues et la concision qui lui sont propres, des progrès et de l'état actuel de cette branche si importante de l'hygiothérapie. Il termine par les réflexions suivantes : « Tout compte fait, appliquée aussi aveuglément que possible, la climatothérapie a pu donner encore un résultat avantageux.

Ce résultat sera vraisemblablement considérable le jour où, au lieu de l'appliquer sans méthode, on obéira à des lois aussi nettes et aussi indiscutables que celles qui guident ailleurs les médecins, en présence des indications thérapeutiques les plus claires et les mieux formulées. »

Jusqu'à présent l'étude de la climatothérapie a suivi peut-être trop fidèlement la géographie physique, et c'est probablement là qu'il faut rechercher la cause de l'absence de méthode dont se plaint M. Bordier, la lenteur de son progrès. Ce que la médecine a fait pour les eaux minérales, en les groupant d'après leurs propriétés thérapeutiques, leur composition chimique, sans tenir compte de leur situation géographique, devrait avoir lieu pour la classification des climats : la question des zones ou des latitudes n'y occuperait qu'un rang secondaire.

En effet, pour le médecin la question des latitudes ou des zones est secondaire, et que lui fait la situation géographique d'une contrée, lorsqu'il n'est question que de ses indications thérapeutiques ? Ce

(1) *Journ. de thérap.*, nos 8, 9, 10, 11, 12 et 13 de l'année 1875.

qui doit uniquement nous occuper au point de vue géographique, c'est de savoir comment est située telle ou telle localité où le malade pourra bénéficier de toutes les conditions climatériques indiquées pour son état.

Pour trouver des conditions climatériques répondant à toutes les exigences des données scientifiques de l'art de guérir, il faut chercher parmi les localités privilégiées, grâce à un concours de conditions heureuses dues au hasard ou bien au caprice de la nature. Dans la même contrée, on rencontre des endroits, souvent même fort rapprochés les uns des autres, dont les influences climatériques pour un poitrinaire peuvent être diamétralement opposées.

« Il faut mettre, dit Fonssagrives, au centre même de la climatologie, comme pivot même de son étude, le climat de la localité, l'étudier avec la précision que comporte l'état avancé de la météorologie physique, en admettant que la météorologie clinique ait marché du même pas; et cela fait, grouper ces unités par les affinités et leur ressemblance, sans se préoccuper le moins du monde si cet ordre clinique concorde avec l'ordre géographique ou le heurte. »

La nécessité de la classification des climats, d'après les localités, s'est fait sentir déjà depuis longtemps, et de nombreuses tentatives ont été faites dans ce but. Il y a 19 ans, le docteur Champouillon présentait à l'Académie de médecine un mémoire avec une répartition thérapeutique des climats, basée sur la forme et l'étiologie particulière de la phthisie.

Dans sa classification il indique le choix des stations hivernales d'après l'époque de l'année :

1° Disposition héréditaire de la phthisie, poitrine faible :

Alger (du mois de janvier au mois de mai), Pau (le mois de février, mars et avril exceptés), le Caire (pendant l'automne et l'hiver), Cannes, Villefranche, la campagne de Nice, Menton, Sorrente, Madère (l'automne excepté) ;

2° Phthisie chez les sujets lymphatiques ou scrofuleux :

Venise, Sorrente, Gênes, Cannes, Villefranche, Hyères (octobre et novembre exceptés) ;

3° Phthisie avec toux brève, fréquente, aride, muqueuse pulmonaire irritable :

Venise, Madère, Pise, le Caire, Alger ;

4° Phthisie catarrhale (?) :

Pau, Madère, Alger, Cannes, Villefranche, Hyères ;

5° Phthisie chez les sujets oppressés par la tristesse :

Venise, Alger, Albano, Frascati, environs de Naples, Florence ;

6° Phthisie chez les sujets nerveux :

Menton, Pise, Madère, Venise ;

7° Phthisie à forme hémoptoïque :

Toutes les stations méridionales, Pise, Rome et Naples exceptées ;

8° Phthisie colliquative :

Pau, Hyères, Cannes, Villefranche, Madère, Alger (1).

M. de Valcourt, dans sa climatologie des stations hivernales du Midi de la France, a divisé les climats en :

Climat sédatif........................	Pau.
— tonique peu excitant...........	Le Cannet.
— tonique et passablement excitant.	Amélie-les-Bains. Hyères, Cimiès. Menton.
— tonique et excitant.............	Castabelle, Cannes.
— tonique et très-excitant........	Nice.

Le docteur Lombard divise les climats en trois catégories, selon le degré de l'altitude :

1° Climat plus doux que tonique, d'une altitude modérée de 450 à 700 mètres ; il cite en Suisse les localités suivantes :

Mornex sur le Salvève, Saint-Gervais, Charnex au-dessus de Vevey, Heinrichsbad, Weisbad.

Il désigne pour ces stations les phthisiques au début, les asthmatiques, les scrofuleux, les chlorotiques et les hypochondriaques ;

2° Climat tonique et vivifiant d'une altitude de 900 à 1,000 mètres :

La Chaux-de-Fonds, Grindelwald, Chamounix, le Locle, indiqué aux convalescents, aux gastralgiques, aux dyspeptiques, hystériques, hémorrhoïdaires ;

3° Climat tonique et très-excitant, d'une altitude de 1,100 à 1,200 mètres :

Bains de Saint-Bernardin (1,754^{m}), bains de Saint-Moritz (1,786^{m}), bains de Louesche (1,359^{m}) pour l'anémie, la chlorose, la nervosité.

En nous inspirant des remarquables travaux de climatologie de M. Fonssagrives, nous regardons la classification suivante comme étant la plus rationnelle et répondant le mieux aux exigences de la climatothérapie moderne.

Considérant, comme élément dominateur d'un milieu, la température, à cause de l'influence qu'elle exerce sur d'autres conditions climatériques, les climats se divisent :

1° En climats *hyperthermiques*, dont la moyenne annuelle de température serait supérieure à + 20° ;

(1) Champouillon, *Traitement de la phthisie par le déplacement des malades*, 1857.

R.F. IMPRIMÉS

2° Climats *thermiques*, d'une moyenne variant de 15 à 20° ;

3° Climats *mésothermiques* ou tempérés, variant de 10 à 15° ;

4° Climats *hypothermiques*, d'une moyenne de 5 à 10° ;

5° Climats *athermiques*, d'une température moyenne annuelle inférieure à + 5°.

Chaque climat de localité placée par sa moyenne annuelle de température dans l'un de ces groupes recevrait, suivant sa moyenne annuelle hygrométrique, une qualification particulière à laquelle correspondraient des chiffres indiquant la fraction moyenne de saturation. Ainsi, d'après des limites numériques convenues, on aurait des climats très-humides, humides, d'humidité ou sécheresse moyenne, secs et très-secs.

L'anémométrie occuperait la troisième place ; la fréquence des vents ou leur absence diviserait les climats en climats très-venteux, venteux, moyennement venteux, calmes et très-calmes.

Avec des études hygrométriques et anémométriques bien établies et approfondies, on pourait obtenir des moyennes précises qui répondraient aux qualifications énoncées.

Il reste encore à poser les catégories d'après la pression atmosphérique, les altitudes, la luminosité de l'atmosphère, son état électrique, ozonique, choses très-importantes pour l'ensemble des conditions climatériques. Toutes ces conditions, prises encore chacune séparément, présentent des variations au point de vue de la constance ou de l'inconstance qui, s'il s'agit de juger un climat, définissent sa variabilité dans son ensemble ou ses détails. Cette variabilité, étant presque une question de vie ou de mort pour les phthisiques, devrait être étudiée et indiquée avec le plus grand soin, avec précision, et pourrait se définir par : très-variable, variable, moyennement variable, stable et très-stable.

Une localité, par exemple, avec un climat thermique stable, sec, très-calme, à pression modérée, lumineuse, hypo-ozonique, résumerait déjà des conditions très-avantageuses pour les phthisiques. En se basant sur le rapprochement des chiffres correspondant à chacune de ces dénominations, on pourrait grouper les différentes localités choisies comme stations sanitaires ; et d'après cette classification telle ou telle localité de l'Inde viendrait se placer climatologiquement à côté d'Alger, telle station sanitaire des Antilles trouverait sa place à côté de telle station méridionale de France, une autre localité en Écosse viendrait à côté d'une station dans les Vosges, tel endroit du Riesengebirge à côté d'une localité en Savoie, et ainsi de suite.

La France, pays si heureusement et si richement doté par la nature, offre avec l'Algérie, au point de vue climatique, une échelle non interrompue de gradations qui répondent entièrement à tous les besoins de l'hygiothérapie moderne.

Nous terminons ici nos considérations générales sur la climatothérapie, pour nous occuper plus particulièrement du climat de l'Algérie et de son action thérapeutique dans le traitement des maladies consomptives.

M. le Dr Bordier, dans sa Revue sur la climatologie, signale deux écueils qui malheureusement ne se présentent que trop souvent dans l'étude des climats :

Le premier consiste dans la rareté d'observations complètes montrant le résultat du séjour dans tel ou tel climat sur un malade donné.

Le second est qu'il n'existe pas une seule affirmation d'un auteur dont on ne puisse trouver la négation complète dans un autre. Il en résulte que tout chapitre consacré à la climatologie thérapeutique pourrait s'écrire sur deux colonnes, dont l'une serait exactement la contre-partie de l'autre. La justesse de ces réflexions se fait surtout sentir dans l'étude des climats de l'Algérie, et quoique le nombre des travaux traitant ce sujet ne soit pas encore bien considérable, des appréciations différentes et très-souvent contradictoires se rencontrent à tout moment.

Cependant, de cette diversité d'opinions il ressort jusqu'à présent une donnée certaine : l'utilité incontestable du climat de l'Algérie dans le traitement de la phthisie pulmonaire.

En nous guidant d'après les travaux scientifiques parus jusqu'ici, en nous tenant aux observations de nos distingués confrères qui habitent toujours l'Algérie et à celles que nous avons pu recueillir pendant notre court séjour dans cette belle colonie, nous essaierons de faire ressortir tous les avantages que la thérapeutique pourrait retirer de l'application des nombreux moyens dont elle dispose pour combattre la phthisie, en les associant aux attributs climatiques vraiment merveilleux de l'Algérie.

En un mot, il s'agit de considérations sur l'opportunité et l'utilité incontestable de la création d'une station hivernale, qui par ses conditions spéciales, climatériques et médicales, répondrait autant que possible aux exigences de la thérapeutique moderne.

CONSIDÉRATIONS PARTICULIÈRES.

En 1837, le Dr Costallat présentait à la Chambre des députés une pétition, afin d'obtenir la création d'un établissement à Alger, dans le but d'y expérimenter l'influence des pays chauds sur la phthisie. La demande du Dr Costallat fut renvoyée à l'Académie de médecine, qui a produit un rapport avec les conclusions suivantes :

1° Dans l'état actuel de la science on ne saurait assurer que le climat d'Alger peut favoriser la guérison de la phthisie ;

2° Pour savoir à quoi s'en tenir à cet égard, il faudrait avant tout rechercher, au moyen d'une statistique bien faite, si la phthisie est rare ou commune à Alger, soit chez les habitants du pays, soit chez les Européens qui s'y sont établis depuis un espace de temps plus ou moins considérable; si cette maladie, une fois développée, marche plus ou moins lentement qu'en France vers son terme fatal ;

3° Il serait à désirer, vu l'importance du sujet, que l'autorité prît les mesures nécessaires pour recueillir les éléments de cette statistique ;

4° Dans le cas où elle serait favorable à la proposition du Dr Costallat, celle-ci pourrait être jugée au moyen d'un établissement contenant un nombre de lits très-inférieur à celui qui a été demandé.

Si l'on considère que la demande du Dr Costallat a été faite 7 ans à peine après la conquête de l'Algérie, alors que les données précises sur ses conditions climatériques faisaient entièrement défaut ; si l'on songe que le point de départ de la proposition était basé sur une idée fausse attribuant aux climats chauds une action curative sur la phthisie pulmonaire, on comprendra facilement la réserve et la temporisation dans la réponse du corps savant. Bien que la proposition n'ait pas eu de suites, il faut rendre hommage à l'auteur du Traité sur la pellagre, au sujet de l'initiative qu'il a prise, pressentant l'importance à venir de l'Algérie dans l'hygiothérapie.

Depuis la tentative infructueuse du Dr Costallat, l'importance du climat de l'Algérie s'établit de plus en plus ; les Drs Bonnafont, Mitchell, A. Bertherand, de Pietra-Santa, Feuillet, Vallin, Laveran, etc., etc., dans leurs importants travaux sur la climatologie algérienne, ont, par des recherches sérieuses et persévérantes, établi les bases de son application sur des données scientifiques et contribué considérablement à la juste appréciation de sa valeur réelle.

Aujourd'hui nous sommes loin des paroles tristes et décourageantes de l'ancien ministre de la guerre, le général Bernard, qui disait que « l'Algérie est un rocher stérile sur lequel il faut tout apporter excepté l'air, » ainsi que des pronostics de Boudin, Desjobert et Vital, qui ne croyaient pas à la possibilité de la culture ou de la colonisation en Algérie.

La douceur des hivers, la sérénité du ciel, la transparence de l'air ont frappé, dès le début, les médecins observateurs, et attiré leur attention sur le rôle et l'influence du climat algérien dans la phthisie.

Aussi les travaux se sont multipliés, et nous croyons utile de donner un aperçu général des différentes appréciations:

Dans un mémoire présenté à l'Académie de médecine, le Dr C. Broussais observe que la phthisie est, sans aucun doute, beaucoup moins fréquente en Afrique qu'en France, et la différence est si grande qu'elle ne peut dépendre que du climat, aucune cause secondaire ne pouvant expliquer un semblable effet. En même temps, il établit le ralentissement de la marche de la tuberculose, par conséquent l'augmentation des chances de guérison en Algérie.

Le Dr Bonnafont, dans son important travail *Géographie médicale d'Alger et de ses environs*, publié en 1839, arrive aux conclusions suivantes :

1° Que les affections de poitrine et la phthisie surtout forment la classe la moins nombreuse des maladies qui sévissent sur la population indigène et européenne d'Alger ;

2° Qu'à chances égales, un phthisique placé dans des conditions favorables, sous l'influence de ce climat, et soumis à un traitement habilement et sagement dirigé, obtiendra, sinon sa guérison, du moins plus de soulagement que sous le climat de la France.

Le Dr Moreau, dans une communication à l'Académie de médecine, constate :

1° Que la phthisie est extrêmement rare chez les habitants de l'Algérie;

2° Que les Européens en sont rarement affectés ;

3° Que les progrès de la maladie chez les Européens sont arrêtés en même temps que la cause ;

4° Que la maladie est loin d'être constamment fatale. (Boudin, *Géog. méd.*)

Le Dr O. Dru va jusqu'à affirmer que le climat d'Alger est réfractaire à la génération et à l'évolution de la tuberculose; que cette production morbide ne s'observe que très-exceptionnellement dans la population indigène; que les Européens qui n'apportent pas avec eux les germes de la maladie à Alger ne deviennent presque jamais phthisiques, et que ceux qui arrivent atteints de cette affection guérissent fréquemment, même dans les cas graves; qu'en tous cas, les progrès et la marche de la maladie sont ralentis; mais que lorsque les tubercules sont ramollis, le climat cesse d'être favorable. (*Annuaire thérapeutique*, Bouchardat, 1850.) Ajoutons que le Dr O. Dru, venu en Algérie atteint de pneumonie chronique très-fortement suspectée de tuberculisaton, a pu s'y maintenir plus de 30 années et qu'il y est décédé septuagénaire, après avoir pratiqué une clientèle nombreuse et rempli, durant son séjour, les fonctions pénibles d'un service quotidien à l'Hôpital civil.

Le Dr Martin soutient que la tuberculose dans son développement primitif est extrêmement rare chez les Européens qui habitent l'Algérie, et que là où elle existe, son progrès est assez lent pour permettre à la nature d'organiser ses moyens de défense et par suite de guérison ; de plus, en Algérie, la constitution change et perd sa tendance aux tubercules. (Martin, *Manuel d'hygiène*.)

Le créateur de la théorie d'antagonisme entre les fièvres paludéennes et la phthisie pulmonaire, le Dr Boudin, dit dans son Traité des fièvres intermittentes : « La rareté des maladies de poitrine à Alger est telle qu'il m'y est arrivé bien souvent d'être chargé d'une visite de plusieurs centaines de fiévreux sans avoir occasion d'appliquer une seule fois l'auscultation, la percussion des organes respiratoires. Sur un nombre total de 12,853 malades que j'ai traités tant à l'armée d'Afrique qu'au lazaret de Marseille, j'ai rencontré seulement 31 phthisiques, dont 25 avaient incontestablement été tuberculeux avant leur embarquement pour la Morée ou pour l'Algérie. »

Dans une lettre adressée au Dr Mitchell et publiée dans la *Gazette médicale de l'Algérie*, le Dr A. Bertherand, ancien médecin principal, directeur de l'Ecole de médecine d'Alger, constate que « la phthisie est une maladie rare en Algérie ; que le climat algérien arrête ou du moins ralentit manifestement les progrès de la tuberculisation naissante, mais que les chaleurs hâtent sûrement la marche d'une tuberculisation avancée. »

Déjà, en 1856, le savant et dévoué fondateur de la *Gazette médicale algérienne*, faisant un chaleureux appel aux confrères en France, disait : « Pour soutenir et restaurer de délicates poitrines, est-il mieux que notre température méridienne de 22 degrés en décembre et janvier, notre sol à peine mouillé quelques heures pendant deux mois entiers, cette végétation impatiente qui avant quinze jours revivifiera l'atmosphère ? »

Le Dr Armand, quoique très-réservé sur les qualités thérapeutiques du climat d'Alger, ne peut cependant omettre de constater que la phthisie est moins fréquente en Algérie, chez les militaires notamment, qu'en France.

Le Dr Mitchell termine son important travail sur l'*Algérie, son climat et sa valeur curative*, par les conclusions suivantes :

« 1° Les chiffres relatés et les opinions exprimées par les médecins nous permettent de conclure que la phthisie est une maladie beaucoup plus rare en Afrique qu'en Europe ou que dans l'Amérique du Nord.

« 2° D'après les mêmes documents, nous pouvons, avec autant de garantie, avancer que les autres maladies des organes respiratoires sont moins fréquentes en Algérie.

« 3° Le nombre et le caractère des témoignages invoqués portent à croire que des recherches nouvelles confirmeront de plus en plus les résultats proclamés. »

En résumant les nombreux et importants travaux du Dr de Pietra-Santa, concernant la climatologie algérienne, nous arrivons aux conclusions formulées par cet hygiéniste distingué :

1° Les conditions climatiques d'Alger sont très-favorables aux affections de poitrine en général, et à la phthisie en particulier;

2° La phthisie existe à Alger chez les immigrants comme chez les indigènes, mais la maladie y est plus rare qu'en France;

3° Chez les indigènes, l'augmentation de la phthisie tient à des circonstances exceptionnelles, à des causes indépendantes de la climature;

4° L'influence du climat d'Alger est très-appréciable dans les cas où il s'agit, soit de conjurer les prédispositions, soit de combattre les symptômes du premier degré;

5° Cette influence est contestable au deuxième degré, alors surtout que les symptômes prédominent les lésions locales;

6° Elle est fatale au troisième degré, dès qu'apparaissent les phénomènes de ramollissement et de désorganisation.

Le Dr Feuillet affirme, après une enquête officielle, sollicitée par la Société de climatologie d'Alger, que le nombre des décès par la phthisie est beaucoup plus faible en Algérie qu'en Europe; que le climat du littoral algérien, qui réunit les avantages de tonicité maritime et ceux des effluves paludéennes de la plaine, jouit parmi les phthisiographes d'un grand crédit pour le traitement des diverses tuberculoses; que la phthisie est rare chez l'indigène; que la phthisie, même au degré de ramollissement, peut guérir ou présenter, avec un état d'amélioration satisfaisante, des cas de remarquable longévité.

L'appréciation du Dr Feuillet mérite d'autant plus une attention spéciale, que c'est au climat de l'Algérie qu'il doit le rétablissement de sa santé. Comme Henry Bonnet, il s'est conformé au vieux dicton : « Médecin, guéris-toi ! » et y est parvenu. Nous le laissons parler :

« Envoyé en Algérie, comme médecin militaire, en 1845, sous le coup d'une phthisie pulmonaire rapidement conduite au deuxième degré par les froids brumeux du nord de la France, nous dûmes constater, après trois années de séjour dans des localités essentiellement fébrigènes, que la maladie s'était éteinte sans nous avoir entravé, même un seul jour, dans l'exercice bien souvent pénible de nos fonctions médicales, soit aux hôpitaux et ambulances, soit en expéditions militaires, trop souvent agrémentées d'incidents de température brusques et variés. Or, la maladie était pourtant certaine. Le diagnostic de nos chefs et camarades de France et d'Algérie devait être, pendant cette même période de notre lutte heureuse contre le mal, trop douloureusement confirmé par la mort, survenue en France, de deux jeunes membres de notre famille, mort dont la cause, selon des avis compétents, était une fonte tuberculeuse. Il y avait donc hérédité, situation grave entre toutes. »

Le Dr Pauly considère le climat d'Algérie comme favorable aux malades, en hiver, quand ils peuvent se promener librement, sans aucune restriction, sous le beau soleil des côtes de l'Algérie, et quand le malade jouira d'une aisance suffisante pour se donner, partout et toujours, le bien-être. Il le regarde comme nuisible aux employés qui sont forcés de rester enfermés dans les bureaux. Nous le citons textuellement :

« Sur le littoral algérien, la température de l'hiver est toujours très-douce. Dans le milieu du jour, dans les belles journées, il fait même sensiblement chaud. C'est dans ces conditions que le malade atteint de pneumophymie confirmée ou de bronchite à tendance pneumophymique trouve, en rentrant dans son bureau, une fraîcheur pernicieuse, parce que le sol humide, les parois humides de ce réduit sont des *corps conducteurs* qui se sont refroidis depuis la fin de l'été. » (*Esquisses de climatologie comparée*, Pauly.)

Le Dr Laveran recommande, avant d'envoyer un malade en Algérie, de bien tenir compte de la forme de la phthisie et de l'étendue des lésions ; il considère le climat d'Algérie comme dangereux dans la phthisie à marche rapide et dans celle où les lésions sont très-profondes et étendues.

L'Algérie, d'après lui, convient à la phthisie à marche chronique, avec aggravation en hiver. Il a constaté plusieurs fois des améliorations soutenues pendant dix années, ayant toutes les apparences d'une véritable guérison. Il cite le cas récent d'un officier de l'armée qui, après un séjour de huit ans en Algérie, était revenu guéri, en apparence, de tous les symptômes de la phthisie pulmonaire ; mais, peu de mois après son retour en France, il avait vu disparaître son embonpoint, avait été pris de toux et de fièvre nocturne : « fait négatif qui témoigne aussi bien que les faits positifs observés en Algérie de l'influence salutaire, sinon curative du climat. »

Le Dr Jules Ehrmann, ancien professeur-suppléant à l'École de médecine d'Alger, envoyé dans cette ville sous forte présomption de pneumopathie imminente, a vu, après deux ans de séjour, son état assez bien consolidé pour rentrer à Mulhouse, sa ville d'adoption. Marié et père de beaux enfants, il peut suffire, non-seulement aux fatigues d'une clientèle étendue, mais à des travaux de cabinet, plus d'une fois couronnés par nos Académies. Durant l'hiver glacial de 1870-1871, il s'est dévoué sans compromission pour sa santé aux rudes périgrinations de l'Ambulance internationale de l'Est. Dans son *Compte rendu de la clinique interne de l'École de médecine d'Alger, en* 1859-1860, il s'exprime ainsi :

« Sur 9 phthisiques (4 femmes, 5 hommes), nous en avons perdu 6 (dont 3 durant le semestre d'été), et dans tous les cas le dénoûment fatal a été amené très-rapidement. Cette mortalité de nos tuberculeux pourrait *à priori* paraître en désaccord avec ce que l'on sait de l'influence bienfaisante dont ces malades sont, en général, redevables au climat algérien. Il faut dire que cela tient tout d'abord à ce que la plupart des phthisiques de la classe indigente, qui alimentent les hôpitaux, n'y viennent qu'à une époque déjà trop avancée de leur affection. C'est ensuite, et surtout peut-être, qu'il n'y a guère de milieu plus défavorable à la thérapeutique de la phthisie que le milieu nosocomial, où manquent les éléments essentiels qu'elle réclame : *atmosphère pure, exercice au grand air, alimentation de choix*, etc. » On ne pouvait mieux et avec plus de concision résumer le programme de l'établissement dont nous parlerons plus tard. « Ainsi que tous nos confrères de la localité, dit en terminant le professeur Ehrmann, nous avons été plus d'une fois témoin des effets remarquables dus — sur des sujets placés dans de bonnes conditions — à cette si salutaire influence de notre ciel privilégié. »

Le Dr Fonssagrives considère l'Algérie comme offrant un ensemble très-satisfaisant de bonnes conditions pour les phthisiques. Il constate que depuis longtemps déjà un grand nombre de malades avaient pris l'habitude de venir de différents points, notamment du nord de l'Europe, passer l'hiver à Alger ; ce courant s'accroît tous les jours, et les détails climatologiques montrent que la réputation d'Alger n'est pas usurpée.

D'après M. le professeur Pidoux, l'Algérie présente les conditions d'une station hivernale ayant une valeur très-sérieuse, jouissant de tous les avantages de l'air marin sans en avoir les inconvénients, où l'on peut passer l'hiver sans feu.

La traversée n'est pas longue, et pour les phthisiques dont la tuberculose est accompagnée d'un peu d'inflammation pulmonaire et de fièvre, le mal de mer, le nauséisme, est plutôt un bien qu'un mal.

M. Texier, l'habile praticien et sympathique directeur de l'École de médecine d'Alger, considère le climat algérien comme un modificateur hygiénique par excellence dans les affections consomptives, facilitant à l'organisme débilité le retour à un mode de fonctionnement régulier.

Le Dr Lasallas, dans son Étude sur la phthisie, trouve le climat d'Algérie très-indiqué dans la phthisie éréthique.

Citons encore les appréciations pleines de justesse de notre jeune et déjà savant confrère, le Dr Sezary :

« Parmi les climats dans lesquels les phthisiques et les valétudinaires, en général, peuvent passer leur hiver favorisés par une température assez élevée pour leur permettre le mouvement en plein air, Alger prend tous les jours une place plus importante. Bâtie sur la rive méridionale de cette belle Méditerranée aux flots bleus dont les rivages présentent les stations d'hiver les plus en renom actuellement, elle doit à sa situation sur le continent africain une grande supériorité sur ses rivales de France, d'Espagne et d'Italie. Les auteurs anglais qui se sont le plus occupés de cette question, dans l'intérêt de leurs compatriotes décimés par la phthisie, sont arrivés à placer au premier rang toutes les villes des bords de la Méditerranée. Jugeant la question en grand et comparant les stations de l'univers entier, ils ont donné la supériorité au groupe méditerranéen, comprenant dans ce groupe tous les ports de la Méditerranée dont la température hivernale est la même, à quelques degrés près.

« Or, il y a un grand fait, fait capital, que ces auteurs ont complétement ignoré, mais qui est de connaissance banale pour les malades qui ont vécu sur les bords méditerranéens et qui permet de classer les stations de la Méditerranée en deux grands groupes de valeur bien inégale : c'est la prédominance pendant l'hiver des vents du nord qui, descendant des chaînes de montagnes de l'Europe, enveloppent de leur souffle glacé le sud de ce continent ; vents secs et froids qui, balayant tout devant eux, font de la Provence, en particulier, une contrée si inhospitalière à tous les êtres délicats, animaux et végétaux...

« Les rivages méridionaux de la Méditerranée sont rarement atteints par les vents dont nous venons de parler. Ils sont placés à une distance assez grande du premier pour que les vents s'éteignent avant de les atteindre.

« Aussi est-il d'observation vulgaire à bord des paquebots qui font le service de Marseille à Alger que, partant de cette dernière ville par un beau temps, ils sont presque toujours accueillis par le vent en approchant des côtes de Provence. »

Dans une question qu'on ne saurait assez élucider par tous les arguments de l'analyse et de l'induction, on ne considérera sans doute pas comme un hors-d'œuvre l'emprunt suivant, fait à un remarquable mémoire du Dr Thévenin sur le climat de Mogador (*Gaz. méd. de l'Algérie*, 1869, n° 7) : « La phthisie tuberculeuse est inconnue à Mogador, et nos observations nous font penser que le séjour dans cette ville peut procurer aux phthisiques une amélioration telle, qu'on serait autorisé à la regarder comme une guérison. »

La littérature médicale allemande ne présente pas grand intérêt au point de vue des jugements précis sur l'Algérie et ses conditions climatériques en hiver.

Signalons cependant le travail sérieux et important de M. Otto Schneider, pharmacien distingué de Dresde, qui lui-même chercha et trouva dans le climat algérien le soulagement de ses maux.

Ce savant auteur paye sa dette de reconnaissance par une étude approfondie du climat d'Algérie et de son importance dans les maladies chroniques telles que le rhumatisme chronique, la bronchite et la phthisie pulmonaire, en lui assignant la première place pour l'hivernage des malades. (*Der klimatische Kurort*, Alger, 1871.)

Les appréciations du docteur Heinrick Kisch (*Hanbuch der allgemeinen und speziellen Balneotherapie*), ainsi que celles du docteur Josef Schreiber (*Ueber das Wesen klimatischer Kuren bei Lungenkranken*) ne nous paraissent mériter qu'une attention médiocre, les auteurs n'ayant jamais visité l'Algérie; les observations du premier concernant la poussière sur la côte d'Afrique, de même que le parti pris du docteur Schreiber de n'admettre que Meran (Autriche) comme seule et unique station hivernale, leur ôtent toute valeur et toute impartialité scientifiques.

Il nous reste encore à parler d'un travail important, publié récemment et intitulé : *Journal humoristique d'un médecin phthisique*, par le Dr X..., ouvrage dont le *Journal de Thérapeutique* a rendu compte ; sous un titre modeste, l'œuvre du distingué confrère dont nous respecterons l'anonyme contient des aperçus scientifiques et médicaux d'une grande valeur, avec des pensées poétiques et élevées, exprimées dans un langage simple et précis.

Le Dr X... a été atteint d'une phthisie acquise par suite de son dévouement en soignant, pendant plusieurs heures consécutives, les victimes d'un accident de chemin de fer; terrassé par cette terrible affection, il recherche le climat le plus salutaire à son état. Il visite successivement Pau, Dax, Alger; il étudie sur lui-même les influences climatériques et rend compte, jour par jour, des effets thérapeutiques du climat d'Alger pendant un séjour de trois mois. Il compare l'hiver d'Alger à un de nos étés de l'ouest de la France; ainsi, Brest et sa rade, en été, sont exactement ce qu'est Alger en hiver. Il n'y a pas en Europe, dit-il, de station hivernale connue qui puisse offrir les mêmes avantages qu'Alger. En effet, sur tout le littoral méditerranéen, en Europe, il y a des nuits fraîches et froides où le thermomètre descend jusqu'à zéro et souvent au-dessous, et dans la journée ne dépasse guère 13 à 14 degrés; tandis qu'à Alger le phthisique peut se promener à 11 heures du soir aussi bien que dans la journée, le thermomètre descendant rarement au-dessous de 12 degrés. Le climat d'Alger, d'après l'auteur, est salutaire dans la phthisie à forme éréthique ou de nature arthritique et, en général, il convient aux personnes nerveuses, d'un tempérament fébrile, et aux rhumatisants.

A cette question : La ville d'Alger et ses environs possèdent-ils un climat favorable à la guérison de la phthisie? il répond : qu'aucun climat, sauf Madère et les îles Baléares, ne lui semble offrir des conditions climatologiques aussi heureuses.

Nous ne pouvons résister au désir de citer la dernière page du livre de ce médecin, phthisique guéri, qui sera comme une éclaircie pleine de charme poétique au milieu de notre travail :

« Décembre 1875.

« Je vis à la campagne, en vrai philosophe, très-près de la ville. Tous les matins je fais mon service d'hôpital, et avec quel bonheur! L'après-midi, les soins d'une serre prennent tout mon temps. J'aurai bientôt des primeurs, que je donnerai à des convalescents, aux pauvres phthisiques moins heureux que moi!

« C'est que je suis en France et non à Alger! Ici, la glace et les frimas; là-bas, la mer bleue et le soleil du printemps! Pourtant je me plais ici.

« Le climat d'Alger m'a donné la santé; les eaux du Mont-Dore l'ont fortifiée. Mes maîtres m'ont engagé à vivre cet hiver chez moi, quitte, au moindre soupçon, à retourner dans la blanche ville des Maures.

« Je la connais maintenant la terrible maladie! Quoique terrassée, je la sens encore. Pourvu que je puisse la tenir sous mes pieds de nombreuses années! »

Nos D'ORDRE.	LOCALITÉS — AUTORITÉS. — TEMPS COMPRIS	NOMBRE de cas traités. 1	CAS DE PHTHISIE. 2	CAS d'affections thoraciques. 3	DÉCÈS dus à toutes causes. 4	DÉCÈS par phthisie. 5	DÉCÈS par affections thoraciques 6	SOURCE.
1	ALGER. — Hôpital civil. Ville et banlieue.—Dr Foley. — 1837-47, 11 ans.	»	»	»	4,343	241	553	Notes particulières.
2	— — Malades à domicile. — Dr Foley. — 1843-47, 5 ans........	»	»	»	4,819	200	733	Rapport du gouvernement.
3	— — Indigènes musulmans. — Dr Foley. — 1843-47, 5 ans......	»	»	»	3,066	130	515	id.
4	— — Indigènes musulmans. — Dr E. Bertherand. — 1838-41, 4 ans.	»	»	»	3,177	78	»	Médecine des Arabes, page 525.
5	— — Hôpital du Dey. — Extrait par le Dr Mitchell. — 1852-54..	19,738	»	»	1,014	42	81	Rég. com. par le Dr A. Bertherand.
6	— — Hôpital de la Salpêtrière. — Dr C. Broussais. — 1845......	1,047	15	»	63	4	»	Mém. de méd. milit., t. LX.
7	— — Hôpital du Dey. — Malades renvoyés en France. — Dr Mitchell. — 1852-54................................	1,513	12	»	»	»	»	Rég. com. par le Dr A. Bertherand.
8	BÔNE. — Consultations gratuites — Dr Moreau. — 1843-53...........	30,712	72	3,030	»	»	»	Communiqué par le Dr A. Bertherand.
9	ORAN. — Dr Marseilhan. — 1838-39..............................	5,578	»	778	544	»	74	Mém. de méd. milit., t. LII.
10	ORLÉANSVILLE. — Hôpital civil et militaire. — Dr Barby. — 1852......	»	»	»	1,376	22	»	— 2e série, t. XII.
11	TLEMCEN. — Dr Catteloup. — 1842-53..............................	12,851	16	»	1,038	12	»	id.
12	— — Dr Cambay. 1842..............................	2,698	17	»	198	3	»	— t. LVII.
13	L'ALGÉRIE. — C. Broussais..............................	40,341	62	»	»	»	»	— t. LIX.
14	SIDI-BEL-ABBÈS. — Dr Froussard. — 1843-46..............................	»	»	»	220	2	»	— t. XI, 2e série.
15	BLIDAH. — Hôpital civil et militaire. — Dr Finot. — 1840-42.........	9,878	5	»	798	10	»	— t. L.
16	ALGER. — Hôpital militaire. — Dr Laveran. — 1840...................	1,465	9	»	110	7	»	— t. LII.
17	BLIDAH. — Dr Mitchell. — Juin à décembre 1851..............................	983	4	44	44	1	6	Registres comm. par le Dr Laveran.
18	MÉDÉAH. — Dr Rietschell. — 1841..............................	777	»	33	33	»	»	Mém. de méd. milit., t. LX.
19	MILIANAH. — Dr Brugnière. — 1841..............................	807	9	»	»	»	»	— t. LVI.
20	CONSTANTINE. — Hôpital civil et militaire. — Dr Deleau. — Nov. 1839 à juin 1840..............................	107	»	»	8	»	»	— t. LII.
21	— — Pop. européenne. — Dr Deleau. — 1830-40.........	»	»	»	39	»	»	id.
	ALGER. — Pop. civile et garnison. — Dr F. Bertherand. — 1852-53-54-56.	»	»	»	8,206	553	1,407	Gazette méd. de l'Algérie, 1856-7.

Comme on le voit, de ce court aperçu des diverses opinions sur la climatologie algérienne, ressort une vérité incontestable : c'est l'utilité du climat de l'Algérie dans les maladies consomptives ; mais avant de développer la question à notre point de vue, ce que nous nous promettons de faire en parlant de la station hivernale, nous croyons intéressant de donner quelques statistiques concernant la mortalité par la phthisie pulmonaire en Algérie. Nous ferons toutefois nos réserves sur leur importance réelle : car la grande mortalité qui décimait nos premiers colons par l'intermédiaire des fièvres paludéennes, de la dysenterie et du typhus résultant des travaux de défrichement et du peu d'expérience des conditions hygiéniques à observer, donnait un nombre de décès trop élevé d'un côté, et diminuait forcément de l'autre la proportion des décès par phthisie pulmonaire.

Ces statistiques cependant méritent une attention sérieuse, car elles se basent sur des recherches faites sur une vaste échelle ; elles ne sont pas une compilation de faits dans un but spécial et arrêté d'avance, mais un ensemble de chiffres laborieusement réunis et dont les détails ressortent de matériaux nombreux et variés, patiemment et scrupuleusement analysés, également vrais en outre pour les différentes classes de lésions comme pour les diverses localités.

L'ensemble de la statistique de Mitchell comprend les statistiques d'environ 150,000 cas de maladies traitées et de plus de 20,000 décès ; elles ont été recueillies dans les hôpitaux et dans la clientèle privée par des observateurs différents et comprennent une période de 17 années.

Le tableau ci-contre, dressé au point de vue général, sans distinction de localité, de rang, de résidence civile ou militaire, de race arabe ou nègre, dans les hôpitaux comme dans les maisons privées, sur la côte comme dans l'intérieur, montre que 20,955 décès de toutes causes en renferment 759 de phthisie, soit à peu près 1 sur 27,6 ou 3,6 0/0. Dans la population européenne civile d'Alger, dans les hôpitaux et dans les maisons privées, sur 9,262 décès de toutes causes, nous en trouvons 441 par la phthisie, soit 1 sur 21 ou 4,18 0/0. Dans la population militaire de l'hôpital d'Alger, 46 décès de consomption correspondent à 1,107 décès de toutes causes, ce qui donne une proportion de 1 sur 24 ou 4,1 0/0. En tenant compte de l'influence de la localité, nous voyons sur 17,112 décès de toutes causes sur les côtes de la Méditerranée 695 dus à la phthisie, c'est-à-dire 1 sur 24,6 ou 4 0/0, tandis que d'après les statistiques des stations de l'intérieur, quoiqu'elles n'atteignent pas un chiffre élevé, on peut cependant se rendre compte jusqu'à un certain point du peu de fréquence de la phthisie en notant, sur 3,843 décès de toutes causes, seulement 64 par phthisie, soit 1 sur 60.

Dans les tableaux extraits de l'important travail du Dr Feuillet nous trouvons des détails très-intéressants.

Ils sont basés sur des observations extrêmement détaillées, recueillies par un grand nombre de médecins civils et militaires dont les dépositions ont été classées par le Dr Feuillet de la façon suivante :

1° Pour la province d'Alger, 45 notes embrassent l'ensemble des affections tuberculeuses dans 30 localités et différents hôpitaux.

Ces 45 dépositions concernent une population civile de 89,447 Européens, une population militaire moyenne de 23,760 soldats et 171,273 indigènes, soit en masse 113,207 Européens et 284,480 habitants de la province.

Elles relèvent le nombre de décès par toutes causes, chez les Européens civils à 44,537, dans l'armée à 11,092 et pour les indigènes à 22,359 ; en tout, 55,629 décès d'Européens ou 77,988 décès pour la province entière.

La phthisie prélève sur ces décès 3,850 cas européens civils, 431 cas militaires et 809 cas indigènes, soit 4,281 cas européens, et pour la province entière, 5,090.

2° Pour la province de Constantine, 31 dépositions signées de 28 docteurs comprennent 22 localités dont 7 ont 2 dépositions, une 3 et les autres 1, pour une population civile de 70,070 individus, une armée de 13,980 hommes et 72,116 musulmans ou juifs.

Le total des trois catégories de population est de 156,166 âmes, sur lesquels 84,050 Européens. Les notes donnent, en mortalité : 4,965 aux civils, 2,918 à l'armée et 1,801 aux indigènes. Total : Européens, 7,883; total général : 9,684.

La mortalité phthisique est de 427 civils, 115 militaires, soit 542 Européens, et de 222 indigènes. Total général : 764.

3° Pour la province d'Oran 30 notes, signées de 24 docteurs, comprennent 22 localités ou circonscriptions médicales. Elles concernent une population générale de 138,998 individus, dont 72,175 civils, 16,619 soldats et 50,204 indigènes. Les décès par toutes causes sont, pour l'élément civil, de 2,834 cas, pour l'armée de 2,258, et pour les indigènes de 1,111. Les Européens ont en somme 5,092 décès, et la province entière 6,203. Les pertes phthisiques sont de 141 pour le civil, 146 pour l'armée, soit 287 cas européens, moins 165 importés. Les indigènes en comptent 82; en tout, 369 cas pour la province entière.

Les tableaux suivants donnent la statistique du Dr Feuillet dans tous ses détails :

N° 1. — PROVINCE D'ALGER.

LOCALITÉS.	ALTITUDE — (mètres)	POPULATION			DURÉE de l'observation.	MALADES			DÉCÈS GÉNÉRAUX.			MALADES PHTHISIQUES			DÉCÈS PHTHISIQUES			CAS de PHTHISIE		MOYENNES PHTHISIQUES.	
		Civile.	Militaire.	Indigène.		Civils.	Militaires.	Indigènes.	Civils.	Militaires.	Indigènes.	Civils.	Militaires.	Indigènes.	Civils.	Militaires.	Indigènes.	Survenus.	Importés.	Apparentes.	Réelles.
Alger (état civil).....	20 à 180	46,000	6,000	16,000	10 ans, de 56 à 65.	»	»	»	11,130	»	5,000	»	»	»	1,112	»	170	»	200	7,9 0/0	6,7 0/0
— filles	»	»	»	»	10 ans, de 47 à 56.	»	»	»	11,110	»	5,210	»	»	»	960	»	140	»	200	6,7 —	5,6 —
— —	»	»	»	»	4 ans.	»	»	»	2,704	»	3,879	»	»	»	137	»	97	»	»	— —	3,7 —
— hôpital civil....	»	»	»	»	2 ans, de 64 à 65.	10,373	»	1,915	631	»	166	»	»	»	137	»	51	»	»	23 —	? —
— —	»	»	»	»	32 ans, de 39 à 70.	329,000	»	»	10,760	»	3,589	»	»	»	1,189	»	133	»	»	0 —	? —
— hôpital militaire.	»	»	»	»	1 an, 64.	0	3,847	»	»	63	»	»	20	»	»	9	»	»	»	»	7 —
— —	»	»	»	»	11 ans.	»	»	»	»	4,767	»	»	»	»	»	138	»	»	»	»	3 —
— Indigènes......	»	»	»	»	3 ans.	»	»	»	»	»	3,177	»	»	»	»	»	78	»	»	»	2 —
Affreville............	Plaine.	250	0	1,500	3 ans, 62-3-4.	1,578	0	320	92	»	178	»	»	»	»	»	»	»	»	0 —	0 —
Aumale............	886	6,000	1,000	1,500	3 ans, 62-3-4.	711	2,791	»	48	48	»	8	5	»	5	4	»	»	»	— —	0,3 —
Alma............	Plaine.	250	0	?	1 an.	126	0	»	6	»	»	»	»	»	»	»	»	»	»	0 —	0 —
Birkadem............	180	1,600	50	1,300	5 ans, de 60 à 64.	1,577	0	»	185	»	»	100	»	»	18	»	»	3	15	9,7 —	1,6 —
Blidah............	259	7,000	3,000	5,000	26 ans, de 40 à 66.	0,302	118,071	»	557	4,303	»	104	?	»	52	178	64	»	»	— —	5,9 —
Boghar............	970	1,500	500	2,000	2 ans, 63-4.	99	1,524	89	2	23	5	2	6	2	»	1	»	»	»	— —	3,5 —
Bourkika............	»	900	0	120	3 ans, 62-3-4.	2,095	0	355	23	»	1	8	»	2	1	»	1	»	2	4 —	0 —
Castiglione............	180	1,284	0	36	1 an.	360	0	16	9	»	»	4	»	1	0	»	0	»	2	0 —	0 —
Chebli............	»	2,010	0	?	1 an.	674	0	»	?	»	»	»	»	»	0	»	»	»	»	0 —	0 —
Cherchell............	30	2,000	?	?	10 ans, de 56 à 65.	4,025	6,851	2,234	188	89	75	14	2	24	21	2	1	7	7	— —	6,7 —
Coléah............	416	3,000	600	2,000	13 ans, de 55 à 67.	4,533	12,228	417	498	360	53	11	61	13	8	36	10	2	6	5,8 —	5,2 —
Dellys............	50	770	2,000	2,700	6 ans, de 62 à 66.	904	1,512	867	41	11	23	41	39	20	15	5	4	4	14	32 —	13 —
Djelfa............	1,140	223	?	217	1/2 an, 66.	278	220	5	5	8	»	1	»	»	1	»	»	»	1	7,6 —	0 —
Dra-el-Mizan............	442	200	250	500	4 ans, de 62 à 65.	136	893	»	12	16	»	»	»	»	0	»	»	»	»	0 —	0 —
Duperré............	»	360	0	300	3 ans, de 62-3-4.	»	»	»	10	»	»	»	»	»	0	»	»	»	»	0 —	0 —
Douéra............	»	3,113	0	336	5 ans, de 61 à 65.	8,057	0	17	200	»	4	54	»	»	32	»	»	5	27	10 —	1,7 —
Fondouck (le)............	100	560	0	8,300	3 ans, 62-3-4.	811	0	1,170	37	»	?	4	»	5	1	»	1	»	1	3,5 —	2,7 —
Fort-National............	956	180	1,500	50	2 ans, 63-64.	92	880	330	7	15	6	0	3	2	4	2	2	4	2	28 —	7 —
Kouba............	120	950	0	300	20 ans, de 46 à 65.	? 3,000	0	»	? 400	»	»	»	»	»	? 30	»	»	»	»	7,5 —	? —
Laghouat............	780	250	3,350	500	11 ans, de 54 à 65.	1,064	5,955	»	199	119	»	14	17	»	9	9	»	2	16	5,6 —	0,6 —
Marengo............	»	700	0	150	3 ans 1/2, 63-4-5.	3,177	0	»	121	»	»	18	»	6	»	»	»	»	»	0 —	0 —
Médéah............	920	2,700	1,200	10,700	23 ans, de 42 à 65.	11,215	20,320	10,111	4,340	835	678	35	36	15	29	23	7	»	3	1,1 —	1,1 —
Milianah............	740	2,300	650	5,500	17 ans, de 49 à 64.	4,301	3,686	601	210	31	43	50	10	12	45	6	10	0	34	21 —	9,5 —
Oued-el-Aloug............	35	606	0	1,360	5 ans, de 61 à 65.	1,657	0	53	140	»	16	7	»	»	4	»	»	2	2	2,9 —	1,2 —
Orléansville............	140	1,300	1,200	78,000	10 ans, de 56 à 65.	1,977	6,448	1,515	97	153	113	12	43	20	4	7	12	2	9	6 —	3,8 —
Rouïba............	»	1,353	0	910	1 an, 64.	570	»	0	77	»	»	5	»	»	1	»	»	1	»	1,5 —	1,5 —
Ténès............	46	1,398	650	22,324	10 ans, de 56 à 65.	3,017	4,443	3,166	417	120	88	30	23	29	20	10	13	11	19	0,5 —	3,6 —
Teniet-el-Haad............	1,189	300	1,500	120	10 ans, de 55 à 64.	683	1,974	930	35	23	37	10	8	10	5	1	5	1	5	11 —	6,3 —
Tizi-Ouzou............	256	300	310	50	3 ans, 62-3-4.	237	740	418	7	9	18	1	5	6	1	0	1	1	»	5,8 —	5,8 —
TOTAUX de la province d'Alger.		80,447	23,760	171,273	283 ans.	405,620	201,402	24,511	44,537	11,092	22,359	548	285	167	3,850	431	809	54	563	6,6 0/0	5,7 0/0
Européens..............		113,207				607,031			55,029			833			4,231						
TOTAL GÉNÉRAL..............		284,480				631,542			77,988			1,000			5,090						

N° 2. — PROVINCE DE CONSTANTINE.

LOCALITÉS.	ALTITUDE — (mètres)	POPULATION			DURÉE de l'observation.	MALADES			DÉCÈS GÉNÉRAUX			MALADES PHTHISIQUES.			DÉCÈS PHTHISIQUES			CAS de PHTHISIE		MOYENNES PHTHISIQUES.	
		Civile.	Militaire.	Indigène.		Civils.	Militaires.	Indigènes.	Civils.	Militaires.	Indigènes.	Civils.	Militaires.	Indigènes.	Civils.	Militaires.	Indigènes.	Survenus.	Importés.	Apparentes.	Réelles.
Batna	»	2,500	600	450	10 ans, de 55 à 64.	3,353	8,508	1,100	244	271	98	12	17	11	10	9	7	»	»	»	4,2 0/0
Biskra	125	750	500	2,000	1 an, 52.	258	1,204	722	13	33	30	3	1	3	3	1	3	»	1	9,2 0/0	8,1 —
Bône	105	17,500	2,000	?	3 ans, 61-3-4. 10 ans, de 55 à 64.	17,404	16,138	3,756	622	447	340	»	»	»	78	19	34	5	»	— —	9,3 —
Bougie	30	1,787	1,280	1,434	1 an.	327	1,100	304	10	4	9	0	1	3	0	1	3	»	1	17 —	13 —
Bou-Merzoug	570	790	0	5,046	1 an, 64.	324	»	161	5	»	?	1	0	1	0	0	1	»	»	20 —	0 —
Calle (La)	10	3,000	600	?	10 ans, de 55 à 64.	4,808	4,458	1,442	208	115	73	36	8	10	23	7	8	»	»	— —	12 —
Condé	000	700	0	3,500	5 ans, de 59 à 64.	»	»	»	50	»	?	4	»	»	1	»	»	»	»	— —	2 —
Constantine	664	8,450	4,500	28,536	9 ans, de 56 à 64.	18,244	22,135	13,335	740	345	505	163	58	135	65	27	92	30	61	11 —	8 —
Djidjelli	20	750	300	2,350	24 ans, de 41 à 64.	2,616	25,947	338	106	820	?	»	»	»	10	6	?	»	»	— —	1,7 —
Duzerville	»	?	0	?	1 an, 64.	?	»	»	?	»		»	»	»	»	»	»	»	»	— —	0 —
El-Arouch	»	700	400	1,800	4 ans, de 61 à 64.	2,538	641	123	81	5	11	2	0	1	2	0	1	»	»	— —	3 —
Gastonville	»	1,000	0	?	8 ans, de 57 à 64	6,543	»	?	327	»	?	16	»	»	16	»	»	14	2	4,8 —	4,3 —
Gostu	»	133	0	?	8 ans, de 57 à 64.	?	»	?	24	»	»	»	»	»	»	»	»	8	»	0 —	0 —
Guelma	270	3,400	800	3,400	10 ans, de 55 à 64.	11,076	4,072	1,851	525	70	119	27	11	21	33	3	30	8	8	— —	6,6 —
Hammam-Mosk	»	?	250	?	3 ans, de 62 à 64.	327	233	60	»	»	»	18	3	3	0	0	0	»	»	0 —	0 —
Jemmapes	»	1,500	0	10,000	8 ans, de 57 à 64.	7,314	0	1,025	267	»	?	8	»	?	8	»	0	1	7	3 —	0,3 —
Lambessa	»	»	350	600	1/2 an, 51.	»	800	?	»	»	»	»	1	»	»	0	»	»	»	0 —	0 —
Mondovi	»	1,300	0	?	2 ans, de 63 à 64.	1,560	»	2,810	63	»	?	»	»	»	0	»	0	»	»	0 —	0 —
Penthièvre	»	390	0	4,000	1 an, 64.	69	»	119	4	»	?	»	»	»	0	»	0	»	»	0 —	0 —
Philippeville	20	15,000	1,200	?	10 ans, de 55 à 64.	5,966	?	491	985	467	141	70	0	7	123	21	21	13	43	10,3 —	7,8 —
Sétif	1,065	9,214	1,200	?	11 ans, de 54 à 64.	12,276	12,509	1,031	520	326	150	50	33	34	43	21	22	»	»	— —	8,6 —
Soukaras	680	1,200	?	3,000	6 ans, de 59 à 64.	1,200		?	172		285	15	»	0	10	»	0	»	»	— —	2,1 —
TOTAUX de la province de Constantine		70,070	13,980	72,116	146 ans 1/2.	93,299	97,925	30,578	172	2,108	1,801	434	133	229	427	115	222	61	123	7,8 0/0	6,7 0/0
— Européens		84,050				194 224			7.883			542			542						
TOTAL GÉNÉRAL		156,163				224,802			9,864			796			764						

N° 3. — PROVINCE D'ORAN.

LOCALITÉS.	ALTITUDE — (mètres)	POPULATION			DURÉE de l'observation.	MALADES			DÉCÈS GÉNÉRAUX			MALADES PHTHISIQUES			DÉCÈS PHTHISIQUES			CAS DE PHTHISIE		MOYENNE PHTHISIQU	
		Civile.	Militaire.	Indigène.		Civils.	Militaires.	Indigènes.	Civils.	Militaires.	Indigènes.	Civils.	Militaires.	Indigènes.	Civils.	Militaires.	Indigènes.	Survenus.	Importés.	Apparentes.	
Bel-Abbès	474	5,300	1,800	1,700	11 ans, de 54 à 64.	17,365	3,425	1,424	799	79	171	21	27	22	20	8	17	5	23	4,3 0/0	2
Daya	1,200	250	100	260	8 ans, de 57 à 64.	31	1,864	262	0	53	11	1	7	2	1	8	0	2	2	— —	4,0
Fleurus	»	1,630	0	978	1 an, 64.	273	»	8	14	»	0	»	»	»	»	»	»	»	»	0 —	0
Géryville	»	25	120	?	5 ans, de 60 à 64.	»	?	?	»	19	?	»	»	»	»	1	»	»	»	— —	2
Lourmel	»	200	0	?	1 an, 64.	147	»	»	17	»	»	»	»	»	»	»	»	»	»	— —	0
Maghnia	384	200	1,500	100	4 ans, 45-46, 63-4.	332	6,055	319	21	201	20	0	2	3	2	0	1	»	3	1,2 —	0
Mascara	600	2,784	2,150	5,077	1 an, 64.	746	1,978	612	60	40	51	10	30	16	7	5	5	4	1	11 —	10,5
Mazagran	110	350	0	?	18 ans, de 46 à 64.	?	»	»	?	»	»	0	»	»	0	»	»	»	»	0 —	0
Mers-el-Kebir	30	1,508	900	»	1 an, 48.	400	310	»	16	12	»	»	3	»	»	0	»	»	»	0 —	0
Misserghin	»	2,200	0	?	6 ans, de 50 à 64.	»	»	»	»	»	»	3	»	»	0	»	»	»	»	0. —	0
Mostaganem	120	11,800	800	6,000	10 ans, de 55 à 64.	10,703	16,438	3,534	582	452	136	84	50	50	83	56	49	10	120	16 —	5,6
Nemours	15	960	450	60	3 ans, de 62 à 64.	682	606	259	73	8	9	16	5	3	4	2	1	3	3	— —	7,7
Oran	50	28,000	5,348	10,000	10 ans, de 55 à 64.	842	4',915	106	31	1,530	8	13	179	2	4	67	1	»	4	5,6 —	5,3
Oued-el-Hammam	»	412	0	?	1 an, 64.	105	»	»	1	»	»	»	»	»	»	»	»	»	»	0. —	0
Saïda	»	430	160	400	11 ans, de 54 à 64.	1,113	3,009	773	52	57	39	7	9	8	5	2	2	»	»	— —	6
Saint-Cloud	»	2,130	0	4.300	1 an, 64.	?	»	»	?	»	»	10	»	»	0	»	»	»	»	— —	0
Serdou	918	175	225	?	7 ans, de 47 à 64.	?	577	46	90	13	3	»	»	3	»	»	3	»	»	— —	3
Sig (le)	56	7,900	0	4,200	2 ans, de 63 à 64.	8,884	»	877	888	»	38	20	»	8	14	»	3	»	»	— —	1,8
Tell	»	434	0	18	1 an, 64.	39	»	56	»	»	»	»	»	»	»	»	0	»	»	— —	0
Tlemcen	816	4,870	2,000	1,600	1 an, 64.	444	1,475	? 147	129	20	351	6	2	1	1	1	0	»	»	— —	0,3
Tiaret	»	622	585	569	10 ans, de 55 à 64.	1,771	2,494	1,457	61	44	54	4	2	6	0	1	0	1	»	— —	0,6
X (illisible)	»	125	101	382	2 ans, de 63 à -4.	»	16	145	»	»	20	»	»	2	»	»	0	»	»	— —	0
TOTAUX de la province d'Oran.		72,175	16,619	50,204	125 ans.	43,882	82,282	1,025	2,834	2,258	1,111	222	325	126	141	146	82	25	165	5,9 0/0	3,[illegible]
— Européens		88,794				126,064			5,002			547			287						
TOTAL GÉNÉRAL		133,998				136,189			6,203			673			369						
TOTAUX généraux des 3 provinces		231,692	54,359	293,593	550 ans.	545,810	381,609	65,114	52,336	16,268	25,271	1,204	743	522	4,418	692	1,113	150	853		
— Européens		286,051				927,419			68,604			1,947			5,110					7,4 0/0	6,2
ENSEMBLE		579,644				992,533			93,875			2,469			6,223						

En résumant les résultats de mortalité générale, le Dr Feuillet donne le tableau suivant :

	MOYENNES	
	générales de mortalité phthisique.	cas exogènes déduits.
Population civile, province d'Alger	8,6	7,5 0/0
— — de Constantine	8,6	6,7 —
— — d'Oran	4,9	2,7 —
Ensemble pour les trois provinces	8,4	6,7 —
Armée, province d'Alger	3,8	3,7 —
— — de Constantine	3,9	3,» —
— — d'Oran	6,4	2,1 —
Ensemble	4,2	3,6 —
Ensemble pour les éléments civils et militaires	7,4	6,2 —
Indigènes, province d'Alger	3,6	»
— — de Constantine	12,0	»
— — d'Oran	7,3	»
Ensemble	4,4	»
Province entière d'Alger	6,8	5,8 —
— de Constantine	7,8	6,6 —
— d'Oran	5,9	3,3 —
Enfin, l'Algérie entière	6,6	

Les constatations nécropsiques fournissent des renseignements trop restreints pour pouvoir en déduire des conclusions ayant la moindre importance.

Citons néanmoins les Drs Masse de Blidah, Puzin, Barbarin de Douéra, Tedeschi, Feuillet, Thune, Turot, Vital et Sollier, qui tous ont constaté plusieurs cas de cicatrisation des cavernes ainsi que des cas de transformations crétacées.

GÉOGRAPHIE.

Chez les anciens, le continent africain était désigné sous le nom général de Lybie. La dénomination d'Afrique ne concerna pendant longtemps que la partie de cette contrée où les Phéniciens élevèrent Carthage.

Selon Bochart, le mot « Afrique » vient du mot phénicien « *ferique* » qui signifie épi, ce qui indiquerait la grande fertilité du sol. Selon Léon l'Africain, cette dénomination doit être tirée du nom de Maleck Afriki, qui conduisit une grande émigration d'Arabes Sabéens, quelques siècles après que les Chananéens, chassés de la Palestine par Josué, se furent établis en Afrique.

L'Algérie comprend le territoire qui, sous la domination romaine, formait la Numidie à l'est, la Mauritanie Césarienne et Sitifienne à l'ouest, entre la Mauritanie Tingitane (Maroc) et la province d'Afrique, où se trouvait Carthage (Tunis).

La description que fait M. le Dr A. Bertherand de l'Algérie nous paraît le mieux répondre aux données générales de la topographie médicale et donner l'image la plus exacte et la plus complète de cette contrée:

« Au nord de la péninsule atlantique, du sixième degré de longitude E. jusqu'au quatrième degré O. du méridien de Paris, l'Algérie déploie environ mille kilomètres de côtes, baignées par les flots de la Méditerranée. — Une multitude de promontoires hérissent le rivage. Leurs saillies, plus ou moins aiguës et contournées, alternent sur la carte avec un nombre égal d'anses et de golfes, dont aucune comparaison ne saurait bien rendre l'aspect festonné.

« La disposition répétée de ces anfractuosités concourt, pour une importance plus grande qu'on ne le croirait d'abord, à la douceur de température qui caractérise les stations du littoral algérien. Ouvertes presque toutes du côté du soleil levant, les baies, auxquelles les historiens romains ont légué un si triste renom d'inhospitalité, rassemblent sur leurs habitants les bienfaits d'une orientation exquise. Elles échappent aux colères impétueuses des vents d'ouest et de nord-ouest. Les entonnoirs abruptes qui circonscrivent le site réfléchissent incessamment, sur le centre de ces localités, des couches d'air échauffées au contact de leurs parois de sable ou de rochers. Le privilége dont jouissent les lisières maritimes, relativement aux zones enclavées dans les continents, s'accroît donc en raison de la sinuosité des côtes ou, en d'autres termes, de leur développement absolu. Comme phénomène physique, la température, qui en est l'expression, se déduit plus directement de l'uniformité de calorification des mers et de l'état hygrométrique particulier aux atmosphères maritimes.

« Cinq degrés de parcours, du 32° au 37° de latitude septentrionale, mesurent la profondeur actuelle du pays conquis, sur une longueur d'environ dix degrés de l'est à l'ouest. Nous avons vu son front nord plonger sous la mer; le désert, au sud et à l'est, lui forme une ceinture, mal déterminée encore, de dunes et d'oasis, dont la pacification, aidée du commerce, mieux que le sabre et la poudre, pourra bien plus tard reculer les bornes. La moitié de l'Afrique française, comprise entre le 34e et 37e degré latitude nord, constitue ce qu'on appelle ordinairement le *Tell,* région presque partout cultivable et habitée. Les deux degrés inférieurs, en descendant vers l'équateur, répondent au *Sahara ;* c'est le pays des tribus nomades. L'étymologie de son nom indique qu'il ne produit guère que des pâturages.

« Le Tell, dont le nom dérive du mot latin « *tellus* », est composé de terrains successifs qui s'étagent, en descendant vers la mer, sur une largeur de 30 à 35 lieues. Il est encadré et divisé dans sa largeur par une double chaîne de montagnes parallèles au rivage, vers lequel s'étendent les pentes et les ramifications formant de nombreuses vallées intérieures de différentes orientations. Entre le Tell et le Sahara se trouve la région des hauts plateaux, formant d'immenses plaines séparées par des collines élevées, parallèles à la mer et arrosées par des cours d'eau aboutissant aux grandes dépressions qui se transforment en lacs salés appelés Chotts. »

Le sol algérien présente les caractères géologiques suivants :

1° Des roches primitives ou terrains ignés ;

2° Des terrains de transition ;

3° Des terrains tertiaires ;

4° Des terrains quaternaires ou de diluvium ;

5° Des terrains d'alluvion.

Cependant les terrains ignés et de transition n'existent qu'à l'état d'îlots exigus dispersés dans les trois provinces.

En examinant la question quant à la structure et la configuration du pays, on peut dire que deux étages principaux de terrain constituent l'Algérie et sont en rapport étroit avec le dessin du paysage :

1° Le terrain secondaire ; 2° le terrain tertiaire et quaternaire.

Les alluvions se trouvent en divers points en couches d'une épaisseur variable à la superficie du sol des plaines et des vallées (Pauly).

Les montagnes du sol algérien appartiennent au système des Pyrénées, croisé par celui des Alpes occidentales et des Alpes principales. Les grandes plaines de la partie orientale s'élèvent jusqu'à mille mètres au-dessus de la mer, et les sommets les plus hauts du Babor, de l'Ouarencenis, du Jurjura et de l'Aurès atteignent 1,800 ; 1,900 ; 2,126 et 3,212 mètres.

HYDROLOGIE.

Les qualités des eaux potables de l'Algérie dépendent essentiellement de leur provenance. Celles qui viennent des roches secondaires sont très-peu chargées de sels sodiques, magnésiens, calcaires, etc. et de matières organiques ; elles sont excellentes, fraîches et limpides. Les eaux provenant des terrains tertiaires ou quaternaires sont fortement chargées de différents sels solubles, comme chlorures sodiques, magnésiens ou calciques, sulfates et carbonates divers ; en même temps, elles sont saturées de débris de matières organiques putrescibles. Ces eaux sont mauvaises, plates et malsaines.

L'Algérie possède dans ses innombrables montagnes une foule de sources provenant des roches secondaires : peu de localités sont réellement hors d'état de s'assurer l'arrivée d'eaux de bonne qualité, et quoique les roches secondaires appartiennent proprement dit aux hautes chaînes de montagnes du Sud, il y a beaucoup de cimes appartenant à cette formation géologique dispersées partout sur le littoral.

D'après les travaux de M. Ville (*Richesse minéralogique de l'Algérie*, 1852), les eaux du terrain secondaire sont moins chargées que celles du terrain tertiaire; les plus pures sont celles de l'Oued-Kébir, dans la province d'Alger, qui contiennent 0gr,170 de matières salines par litre. Les eaux les moins potables sont celles du cercle d'Arzew, dans la province d'Oran, de l'Oued-Mela, dans la province de Constantine.

Les eaux des terrains tertiaires contiennent en moyenne 2gr,0999 de matières salines par litre, dans la province d'Oran, et 1gr,0229 dans celle d'Alger; celles des terrains secondaires 0gr,3252; les eaux mixtes provenant à la fois des deux formations 0gr,9482.

Les chlorures dominent dans les eaux des terrains tertiaires. Ils comptent pour 56 0/0 des matières salines. Les sulfates, qui s'élèvent à 35 0/0 dans la province d'Oran, descendent à 14 dans celle d'Alger. Les carbonates au contraire comptent pour 10 0/0 dans la première et 27 dans la seconde.

Les carbonates dominent en effet dans les eaux des terrains tertiaires. C'est à cette corrélation qu'il faut attribuer la mauvaise qualité des eaux des puits, des cours d'eau et des barrages du Sahara.

Les eaux de Biskra, analysées par M. Tripier, lui ont fourni les résultats suivants (Tripier, *Mémoires de médecine militaire*, 1853) : chlorure de magnésium 1,20; sulfate de chaux 0,40; sulfate de soude 0,25; carbonate de chaux 0,15; matières organiques 0,10; = 2,10.

Les eaux de Boucâda sont légèrement purgatives ; elles contiennent beaucoup de sulfate de magnésie. (Marit, *Hygiène de l'Algérie.*)

Dans l'oasis de M'rir, l'eau est lourde et désagréable. D'après M. Dubocq elle contient : chlorure de sodium 1,359; sulfate de soude 0,695; sulfate de magnésie 0,382; carbonate de chaux 0,805 eau et matières organiques 996,761 = 1,000.

Celles de l'Oued M'zi, à Laghouat, d'après M. Ville, contiennent de 0,7449 à 0,7064 de matières salines par kilogramme ; d'après M. Pélissier (*Mémorial de médecine militaire*, 1860), 0,5000.

Chez les Beni-M'zab, l'eau des puits donne 1,4095; à Guerrera, 0,5000.

Les eaux de l'oasis de Négouça sont couvertes d'efflorescences salines. Elles sont lourdes, peu désaltérantes, purgatives.

Celles d'Ouergla contiennent 2gr,0 de résidu par kilogramme.

Celles d'Engla, de Khélif, 4gr,0, suivant Pélissier.

Les principales eaux minérales de l'Algérie sont (Hamel, *Méd. de l'Algérie*, 1858) :

1° Celles d'Hammam-Mes-Koutine, près de Guelma, dans la province de Constantine, qui fournissent des eaux à des températures variant, suivant les sources, de 46° à 64° et 90°;

2° Celles d'Hammam-Rira, dans la province d'Alger, dont la température est de 20°;

3° Celles d'Hammam-Mélouane, dans une gorge de l'Atlas, près de Rovigo;

4° Celles d'Hammam-Bou-Sellam, à 5 lieues de Sétif, température 47° à 55°;

5° Saleh-Bey, près de Constantine;

6° Hammam-Berda, entre Bône et Constantine;

7° Ain-Hamama, près de Milianah;

8° Ain-Baroud, près de Mouzaïa;

9° Djebel-Kellata, près de Drael-Mizan;

10° Aman-Bou-Hadjar, à 50 kilomètres d'Oran;

11° Les bains de la Reine, à 3 kilomètres d'Oran, désignés ainsi par les Espagnols, d'une température de 32°, contenant 12,580 de sels pour 1,000 grammes.

Les eaux minérales de l'Algérie étaient connues et hautement appréciées des Romains. Autour de certaines sources, on retrouve les vestiges d'anciens établissements thermaux. A Hammam-Berda, par exemple, entre Bône et Constantine, près d'un bois d'oliviers qui, par tradition, porte encore le nom de bois sacré, de vastes constructions de forme circulaire entourent un bassin large de 36 et long de 42 mètres. L'établissement de Hammam-Rira, à proximité de Cherchell, l'ancienne Julia Cæsarea, jouissait d'une grande renommée du temps des Romains comme *aquæ calidæ*, et les ruines éparses qui, en partie, ont pu servir à la réédification de l'établissement moderne, témoignent de son importance passée.

Depuis les temps les plus reculés, les indigènes montraient une grande confiance dans les eaux minérales, dont les sources principales font toutes l'objet d'une légende miraculeuse.

Les Arabes et les Kabyles des douars les plus éloignés viennent aux sources de Hammam-Mélouane, Hammam-Mès-Koutine, Hammam-Bou-Sellam, Hammam-Rira, etc., pour chercher la guérison de leurs maux, et ils y dressent leurs tentes pour un séjour plus ou moins prolongé.

La nature des terrains, dont nous avons déjà parlé, explique la fréquence et l'abondance des eaux minérales en Algérie ; outre celles déjà citées, il y en a un grand nombre dont les eaux ne sont pas encore captées, et que l'analyse n'a pas encore classées.

C'est par les savants travaux et les analyses des docteurs Laveran, Bonnafont, Tripier, Lelorrain, Henry, A. et E. Bertherand, Lasnier, Payn, Hamel, etc., que nous connaissons les sources les plus importantes.

Jetons maintenant un coup d'œil rapide sur celles dont la constitution chimique et l'action thérapeutique sont le mieux étudiées :

Hammam-Mès-Koutine, près de Guelma, dans la province de Constantine (l'ancien Suthul où Jugurtha cachait ses trésors), possède une grande quantité de sources.

M. le Dr Hamel les divise en six groupes ou bassins sous les noms de source de la Cascade, des Bains, de la Ruine, de l'Est, source Nouvelle et source ferrugineuse.

Les deux premières sources fournissent 84,000 litres d'eau par heure. La source ferrugineuse principale donne 4,000 litres d'eau par heure. L'eau est dans un état continuel d'ébullition; elle répand des vapeurs épaisses et une odeur sulfureuse, elle est limpide, incolore, sans saveur spéciale, inodore peu après qu'elle a été en contact avec l'air. Sa pesanteur spécifique est 1,0202 (Tripier), sa température est de 95°,3 degrés (ainsi les eaux d'Hammam-Mès-Koutine se rangent parmi les eaux les plus chaudes qu'on connaisse, et arrivent en 3e ligne dans l'échelle de thermalité donnée par Boudin).

Geysers (Islande), 106°, et Las Trincheras, 96°,6.

D'après Durand-Fardel (*Traité thérapeutique des eaux minérales*), elles appartiennent aux chlorurées sodiques simples; d'après Hamel, elles se rangent dans la classe des sulfatées calcaires.

Analysées par M. Tripier, les eaux de Hammam-Mès-Koutine présentent la constitution chimique suivante :

Chlorure de sodium	0,41560
— de magnésium	0,07864
— de potassium	0,01839
— de calcium	0,01085
Sulfate anhydre de chaux	0,38086
— de soude	0,17653
— de magnésie	0,00673
Carbonate de chaux	0,25722
— de magnésie	0,04235
— de strontiane	0,00150
Arsenic dosé à l'état métallique	0,00050
Silice	0,07000
Matière organique	0,06000
Fluorure, oxyde de fer traces.	
Total	1,52007

La source ferrugineuse, d'après l'analyse de M. Fegueux, dans sa constitution chimique présente les éléments suivants :

Carbonate de chaux	0,1746
— de magnésie	0,0237
Sulfate de chaux	0,4292
— de soude	0,0528
Chlorure de potassium	0,0406
— de magnésium	0,0718
— de sodium	0,3504
Fer (oxyde de)	0,0500
Acide silicique	0,0125
Phosphate de soude	0,0202
Iode traces.	
Matière organique et perte	0,0382
Pour 1 litre, total	1,2640

L'existence de cette source ferrugineuse à côté de sources salines et sulfureuses présente un intérêt très-grand au point de vue des applications thérapeutiques, et doit attirer une attention particulière sur les eaux de Hammam-Mès-Koutine.

Les eaux de Hammam-Rira sont situées à 26 kilomètres de Milianah, à 50 de Cherchell et à 60 de Blidah ; elles s'échappent du versant sud-est d'une montagne dont la hauteur mesure 600 mètres au-dessus du niveau de la mer.

Ce sont d'anciennes *aquæ calidæ* des Romains. Ces eaux minérales, comme les précédentes, ont des sources nombreuses dont les unes appartiennent aux eaux salines et les autres contiennent du fer. Trois fontaines alimentent les piscines de l'établissement : la première, à 46° cent., donne 4,200 litres par heure ; la deuxième, à 43°, en donne 1,560 par heure, et la troisième, à 40°, fournit 250 litres.

Ces eaux sont chaudes et d'une grande limpidité; leur saveur est douceâtre ; refroidies, elles ont un goût piquant, aigrelet et légèrement sulfureux. Leur densité est de 1,0029.

La première analyse des sources salines de Hammam-Rira a été faite par M. Tripier. Ce distingué chimiste a trouvé sur 1,000 grammes d'eau :

Chlorures	de sodium .... / de magnésium	0,900
Sulfates	de soude .... / de magnésie	0,100
	de chaux	1,350
Carbonates	de chaux .... / de magnésie	0,240
	Total	2,590

M. Henry, de l'Académie de médecine, donne sur 1,000 grammes d'eau :

Sulfates	de chaux .... / de soude .... / de magnésie	1,780
Chlorures	de sodium .... / de magnésium	0,810
Carbonates	de chaux .... / de magnésie	0,065
Un sel de potasse	non douteux.	
Silice, alumine		0,040
Matière organique (glycérine)		0,087
Nitrates	probables.	
Substances fixes		2,782
Eau		997,218
	Total	1,000,000

L'analyse faite par M. Duplat donne pour 1,000 grammes d'eau :

Chlorures	de magnésium	0,18512
	de sodium	0,21600
Sulfates	de chaux	1,28600
	de soude	0,02800
	de magnésie	0,02400
Carbonates	de chaux	0,20000
	de magnésie .... traces.	
Silice		0,00800
Matières organiques		0,33942
	Total	2,28654

Lés eaux de Hammam-Mélouane, situées près de Rovigo, dans une gorge de l'Atlas, surgissent également en sources nombreuses dont deux seulement sont abondantes : celle du Marabout et celle du Bassin ou Puisard, qui fournissent environ 140 litres par minute; mais en réunissant les différentes autres sources disséminées, on pourrait obtenir, d'après M. Fayard, ingénieur des mines, 345 mètres cubes d'eau par 24 heures. Cette eau, d'un poids spécifique de 1,0225 (Marigny), 1,0245 (Tripier), est gazeuse, claire, inodore, très-légèrement onctueuse au toucher, d'un goût amer, analogue à la saveur de l'eau de mer, d'une température de 39 à 40° centigrades.

Analyse de M. Tripier.

Eau (prise fin août) .... 1,000 grammes.

Chlorure de sodium	26,0690
— de magnésium	0,4350
— de potassium	0,2438
— de calcium }	traces.
— ammoniaque }	
Carbonate de chaux	0,1350
— de magnésie	traces.
Sulfate de chaux	3,1260
— de fer	0,0025
Matière organique azotée }	
Silice gélatineuse }	traces.
Arsenic }	
Total des matières salines	30,0113
Eau	969,9887

Le gaz qui se dégage en abondance de ces sources est composé de :

Gaz acide carbonique	6
— azote	94

Analyse de M. Simonnet.

Eau .... 1,000 grammes.

Chlorure de sodium	25,9795
— de magnésium	0,3262
Carbonate de chaux	0,1070
— de magnésie	0,0800

Sulfate de chaux	2,8275
— de magnésie	0,1870
Silice	0,0150
Oxyde de fer	0,0200
Poids total des sels	29,5422
Eau	970,4578

Analyse de M. Flageollot.

Eau........................... 1,000 grammes.

Chlorure de sodium	26,3500
Sulfate de chaux	2,6100
— de magnésie	0,2690
Bicarbonate de magnésie	0,0150
— de chaux	0,1170
Silice	0,0400
Phosphate de chaux } traces.	
Bicarbonate de fer } traces.	
Poids total des sels	29,4280
Eau	970,5720

Analyse de M. de Marigny.

	MARABOUT.	BASSIN.
Eau	1,000 grammes.	1,000 grammes.
Chlorure de sodium	26,5505	24,1581
— de magnésium	0,3262	0,0699
Carbonate de chaux	5,1000	0,1500
— de magnésie	0,0756	0,0833
Sulfate de chaux	2,8281	2,4474
— de magnésie	0,1876	0,4228
Oxyde de fer	0,0200	0,0200
Silice	0,0150	0,0100
Poids total des sels	30,0525	27,3615
Eau	969,9475	972,6385

La proportion de sel marin qui se trouve en solution dans la première de ces eaux est presque égale, comme on voit, à celle de la Méditerranée, qui en contient 30 grammes sur 182.

Les eaux minérales des bains de la Reine, situés à 3 kilomètres d'Oran, sont des eaux très-claires et très-limpides, inodores, d'une saveur franchement saline, un peu âcre, d'une densité de 1,0078 et d'une température de 32° (Hamel), 45° (Soucelyer), fournies par quatre sources donnant 150 litres par minute.

L'analyse, d'après MM. Redouin et Delestre, donne :

Eau....... 1,000 grammes.

Chlorure de sodium.........	5,956	10 gr. 273
— de magnésium......	4,317	
Sulfate de magnésie.........	0,420	
Carbonate de chaux.........	1,078	
Silice......................	0,809	
TOTAL......	12,580	

La plupart de ces eaux, comme le dit si justement M. le Dr Laveran, dans son excellent travail sur l'Algérie (*Dictionnaire des sciences médicales*, Dechambre, 1865), doivent leur efficacité à leur action thermale dans les rhumatismes, les lésions traumatiques et, dans quelques cas, à leur effet purgatif (cachexies palustres, dyssenterie chronique).

Les Drs Hamel, Besançon et Lelorrain donnent plusieurs observations constatant les succès réels obtenus avec les eaux de Hammam-Mès-Koutine et Hammam-Rira, dans les maladies cutanées à forme squameuse, la paralysie complète et incomplète, les engorgements glandulaires, la scrofule, la tumeur blanche.

Voici maintenant des sources qui, par leur composition chimique, doivent se ranger, à juste titre, parmi les eaux sulfureuses (1) :

1° Les eaux minérales de Hammam-Sian, Kabylie, à 40 kilomètres d'Aumale, décrites pour la première fois par le pharmacien-major M. Gilet (*Gaz. méd. de l'Algérie*, 1860, n°s 1 et 2), comprennent trois sources :

	Température.	Acide sulfhydrique.
A.	70°	3,916 centimètres cubes.
B.	30°,7	2,306 —
C.	59°,6	2,623 —

Elles ont été étudiées, à nouveau et avec grand soin depuis, sous le nom de *sources de la forêt de Ksœnna*, par MM. Amsler et Perron (*Mém. de méd. milit.*, 3e série, t. XXIV), qui, d'un griffon à l'autre, notent les variations suivantes :

La température de..............................	24° à 64°
Le degré sulfhydrique de......................	3° à 16°
L'acide sulfhydrique de......................	0gr,0039 à 0gr,0165
L'acide sulfurique de........................	0 470 à 0 995.

(1) Notes communiquées ar M. le Dr A. Bertherand.

2° Les eaux d'Aïn-Nouissy, dans la province d'Oran, près de Mostaganem, étudiées par le pharmacien-major M. Péhéa (*Gaz. méd. de l'Algérie*, 1866, n° 1), température 28°, contiennent 4,196 cent. cubes d'acide sulfhydrique. L'Académie de médecine de Paris vient de déclarer qu'il y avait lieu d'en autoriser l'exploitation.

3° Les eaux de l'Oued-Amimin, province de Constantine, à 6 kilomètres de Jemmapes, route de Bône à Philippeville, étudiées par M. le Dr Pétraud et analysées sommairement par le pharmacien-major M. Lancelot; température de 40 à 43°, dégagent des bulles gazeuzes et une odeur sulfureuse légère, due à une notable proportion d'acide sulfhydrique.

4° Hamman-Bou-Hadjar, province d'Oran, à 57 kilomètres de cette dernière ville, route de Tlemcen, température 55°, décrite par le Dr Gaucher. (*Gazette méd. de l'Algérie*, 1869, n° 4.) Eau sulfatée calcique, dégageant de l'acide sulfhydrique, par décomposition au contact de l'air, et des matières organiques; contient par litre 0gr,112 de sulfate de chaux.

5° Les eaux de l'Oued-Anteur, près de Boghar, province d'Alger, étudiées et analysées par M. le professeur Jaillard (*Gaz. méd. de l'Algérie*, 1872, n° 9), contiennent par litre :

Sulfate de chaux	0gr,1840
— de magnésie	0 0411
— de soude	0 0230

M. Jaillard estime qu'elles renferment :

Soufre à l'état électro-négatif	0gr,0415
— uni à l'hydrogène	0 0415
— à l'état de sulfure	0 0158

Elles semblent devoir être rapportées à la classe des eaux sulfureuses désignées par Fontan sous le nom d'*accidentelles*.

6° Sala-Hin, province de Constantine, à 6 kilomètres de Biskra. Température, 45°. Indiquées et étudiées par MM. les docteurs Alix et Seriziat et le pharmacien militaire M. Morin, ces eaux doivent être classées parmi les sulfurées et sulfatées mixtes :

Sulfate de chaux	0gr,857
— de magnésie	0 138
— de soude	0 230

7° Berrouaguia, à 22 kilomètres de Médéah, route de Boghar. Température, 45°.

8° Aïn-M'keberta, à 50 kilomètres sud de Constantine. Température, 16°. Eau sulfatée calcique froide, assez analogue à celle d'Enghien, exhale une odeur notable d'œufs pourris : saveur hépatique. Comme principe dominant, contient du sulfure de calcium.

En parlant plus loin des effets thérapeutiques du climat algérien et des nombreuses ressources qu'il présente, nous reviendrons sur le même sujet.

Pour le moment, envisageant la question au point de vue de l'avenir, nous croyons que les eaux minérales algériennes, tout en étant dans l'impossibilité de faire concurrence aux eaux minérales d'Europe, leur usage étant impraticable pendant l'été pour les Européens, présenteront une ressource précieuse en hiver pour les malades chez lesquels la continuation de la cure hydriatique est indiquée. Cette idée n'est pas neuve, et nous ne croyons pouvoir faire mieux que de citer textuellement ce que disait déjà à ce sujet M. le Dr Millon en 1855, dans son mémoire sur les eaux de Frais-Vallon, près d'Alger:

« Ce qui manque aux eaux minérales de France, pourtant si riches et si variées, ce que rien au monde ne saurait leur donner, c'est un climat tempéré durant les mois de l'hiver.

« Dès que l'été finit, on les déserte, la fraîcheur des nuits, l'abondance des pluies en troublent les effets : septembre arrive et la saison est close.

« Le médecin lui-même prescrit aux malades de partir. C'est en vain que la cure est heureusement entamée ; le baigneur sent que le mal s'affaiblit graduellement, que les forces et la santé lui reviennent ; il est à mi-chemin de la guérison ; deux ou trois mois encore d'usage couronneraient l'œuvre des eaux ; mais comment faire jusqu'à l'été prochain ?

« Il faut partir ; la décision est inexorable. Il faut reprendre l'air, l'habitation et, plus ou moins, les habitudes, le régime, les relations, les affaires, le travail, le plaisir et toute l'existence qui est, en quelque sorte, le foyer même où le mal a pris naissance. En un mot, on abandonne le remède et l'on retourne à la maladie.

« Une lacune aussi considérable dans la thérapeutique des eaux n'a pas échappé à quelques observateurs ; Lallemand, un des médecins les plus sagaces de notre époque, a contribué de tout son pouvoir à fonder au Vernet un établissement thermal dans lequel les malades continueraient l'usage des eaux durant l'hiver.

« On a fait un essai pareil aux eaux d'Amélie-les-Bains. Les résultats qu'on y obtient sont généralement favorables, mais ils ne sont pas décisifs. La faute en est au climat du Vernet et d'Amélie-les-Bains, établissements situés tous deux dans le Roussillon, à quelques lieues de Perpignan.

« Quoi qu'on y ait fait, les malades n'y échappent pas au froid. Sans doute, c'est toujours un grand avantage pour un valétudinaire de remplacer un hiver du nord par un hiver du midi de la France; mais qu'il y a loin de là à certaines contrées méridionales, voisines de la mer, et dans lesquelles règne, durant toute la période hivernale, une inaltérable douceur de température et d'atmosphère!

« Là, l'hiver n'existe pas; c'est évidemment là qu'on doit réaliser l'idée bienfaisante et logique de continuer la cure des eaux minérales, sous un climat tempéré, entièrement exempt de neiges, de gelées et de frimas. Signaler ces contrées, c'est désigner l'Algérie, et plus particulièrement tout ce littoral délicieux où elle développe plaines et coteaux, entre l'Atlas et la Méditerranée. Dans aucune direction on ne saurait se transporter plus rapidement au sud, pour échapper aux rigueurs de la saison. On laisse bien loin Nice, Hyères, et jusqu'aux dernières côtes de l'Espagne et de l'Italie. La transformation du climat est complète, et grâce à l'achèvement de nos grandes lignes ferrées, grâce à la vapeur, en trois jours on se rend à Alger des points les plus extrêmes de la France.

« Sans doute, dès qu'on connaîtra mieux les avantages de cette situation, dès que la médecine et l'hygiène les auront proclamés, on aura l'ambition de n'en rien perdre : on demandera à l'Algérie de fournir des eaux minérales similaires aux principales de France; on y poursuivra sans interruption la guérison qu'un ciel humide et glacial venait paralyser.

« Les Romains ont entrevu cette idée : ils avaient des piscines couvertes et remplies d'eau tiède pour l'hiver, et l'on fréquentait les thermes à Rome en toute saison. Mais chez eux l'hydrologie balnéaire était poussée à un degré de perfectionnement dont nous sommes encore bien éloignés. Il serait curieux de rechercher si leurs établissements d'Afrique n'avaient pas aussi une affectation spéciale et à quelle époque ils en faisaient plus particulièrement usage.

« L'Algérie, nous nous croyons fondé à le prédire, sera en mesure de satisfaire aux vœux des malades les plus exigeants que l'Europe lui aura légués, la richesse et la variété de ses eaux minérales ne laissant rien à désirer :

« Ici des eaux alcalines; là des eaux salines, froides ou thermales; ailleurs des eaux gazeuses, ferrugineuses, sulfureuses. Cherchez un peu dans ces gorges délicieuses de l'Atlas, vous y trouverez les succursales de Baréges, de Bagnères, de Vichy, de Plombières, de Spa, de Sedlitz, de Pullna; débarquez à Alger, passez la Mitidja, et vous y êtes.

Il ne faudrait pas beaucoup d'imagination pour tracer autour de ces sources, sur des ruines romaines, à côté de la tente de l'Arabe, de l'Israélite aux costumes bibliques, un joli groupe de maisons parisiennes, dans le style d'Auteuil et de Neuilly. On encadrerait le tout de la végétation magique des Hespérides et de roches dignes du vieil Atlas. »

CLIMAT.

D'après Mac-Carthy, le savant et distingué géographe algérien, l'Algérie possède quatre climats, savoir :

1° Le climat des côtes, qui subit à un haut degré l'influence de la mer;

2° Le climat des plateaux intérieurs du Tell, où l'influence de la mer joue un rôle secondaire;

3° Le climat des steppes, où l'influence d'une position continentale domine toutes les autres;

4° Le climat saharien, qui doit à la nature et à la vaste étendue du Sahara un caractère tout particulier.

Température. — Le peu de connaissances positives sur le climat des steppes et sur le climat saharien ne permet pas encore de traduire en chiffres exacts les données thermométriques de ces deux climats.

La température du climat des côtes et du climat des plateaux intérieurs se résume dans les tableaux suivants, extraits de la géographie Mac-Carthy, qui, représentant la température moyenne de chacun des douze mois, en indiquent la différence entre le climat de la côte et celui des plateaux montagneux du Tell.

Climat de la côte.

SAISON FROIDE.

	MOYENNE.	MAXIMUM.	MINIMUM.
Novembre	17°	20°	14°
Décembre	13	13	10
Janvier	13	15	9
Février	13	17	8
Mars	14	18	11
Avril	17	21	12

SAISON CHAUDE.

	MOYENNE.	MAXIMUM.	MINIMUM.
Mai	19°	24°	15°
Juin	23	27	19
Juillet	21	30	22
Août	26	30	23
Septembre	24	28	21
Octobre	21	25	18

Climat des plateaux intérieurs du Tell.

SAISON FROIDE.

	MOYENNE.	MAXIMUM.	MINIMUM.
Novembre	11°	23°	0°
Décembre	8	18	0
Janvier	8	21	0
Février	6	24	0
Mars	10	25	0
Avril	16	25	3

SAISON CHAUDE.

	MOYENNE.	MAXIMUM.	MINIMUM.
Mai	16°	26°	3°
Juin	24	30	11
Juillet	28	32	18
Août	28	35	22
Septembre	25	32	16
Octobre	19	30	8

Comme on le voit, il ressort de ces deux tableaux que sur le bord de la mer et dans l'intérieur le mois de février est le plus froid, et le mois d'août le plus chaud.

Le Dr Mitchell, dans un tableau de la température d'Alger, calculée d'après les observations relevées pendant l'espace de 13 ans, et d'après plus de 13,000 notations, donne les moyennes suivantes :

Janvier........	15°,10	Juillet.........	26°,89
Février........	15°,00	Août..........	27°,71
Mars...........	15°,58	Septembre.....	26°,03
Avril..........	17°,81	Octobre.......	23°,25
Mai............	20°,97	Novembre.....	19°,11
Juin...........	23°,96	Décembre.....	16°,01

Par conséquent, la moyenne pour toute l'année est 20°, 63; pour l'hiver 16°,74; pour le printemps 16°,13; pour l'été 23°,94; pour l'automne 25°,70.

La différence entre la température moyenne de l'été et celle de l'hiver est de 7°,20.

La différence entre les moyennes des saisons successives est, entre l'hiver et le printemps 0°,61; entre le printemps et l'été 7°,81; entre l'été et l'automne 1°,76; entre l'automne et l'hiver 8°,96.

La différence entre les moyennes des mois les plus chauds et les plus froids est:

Août (le plus chaud).....	27°,80
Février (le plus froid)....	15°,01
Écart.......	12°,81

La différence entre la température moyenne des mois consécutifs est la suivante :

Entre janvier et février........	—	0°,09
— février et mars...........	+	0°,58
— mars et avril............	+	2°,23
— avril et mai..............	+	3°,16
— mai et juin..............	+	2°,99
— juin et juillet...........	+	2°,82
— juillet et août..........	+	0°,92
— août et septembre........	—	1°,78
— septembre et octobre......	—	2°,78
— octobre et novembre.......	—	4°,14
— novembre et décembre.....	—	3°,10
— décembre et janvier.......	—	0°,91

Ainsi la différence moyenne des mois consécutifs est de 2°,13.

Il résulte, d'après la marche qu'affecte la température, que l'année algérienne se divise, proprement dit, en deux saisons seulement : saison tempérée et saison chaude.

L'hiver se fond avec le printemps et forme la saison tempérée, l'été et l'automne forment la saison chaude.

Au point de vue du maximum et du minimum de température, d'après les observations recueillies par la direction du port pendant l'espace de 5 ans, nous avons les moyennes suivantes :

	MAXIMUM.	MINIMUM.	MOYENNE.
Janvier	20°,1	12°,4	7°,7
Février	18°,8	12°,6	6°,2
Mars	19°,4	13°,8	5°,6
Avril	21°,6	16°,3	5°,3
Mai	25°,2	20°,3	4°,9
Juin	28°,5	22°,4	6°,1
Juillet	30°,9	24°,7	6°,2
Août	31°,1	26°,1	5°,0
Septembre	30°,8	23°,3	7°,5
Octobre	27°,7	18°,9	8°,8
Novembre	24°,0	18°,4	5°,6
Décembre	21°,6	14°,9	6°,7
Moyenne annuelle	25°,2	18°,67	6°,35

La température quotidienne, d'après le Dr C. Broussais (*Mémoires de médecine militaire*, 1re série), atteint son maximum à 11 heures du matin et son minimun vers minuit. Le Dr Mitchell met le maximum entre 2 et 3 heures de l'après-midi. La température est presque la même le matin et le soir. La chaleur du jour, à l'heure de son maximum, ne s'élève que de 3 à 4°, en moyenne, soit de 5° en été et de 3 à 4° en hiver.

Les nuits ne sont que de 2 ou 3° plus froides que le soir.

M. Bourget donne les observations suivantes, relatives aux variations extrêmes de la température d'Alger :

Pour l'année 1852 les variations annuelles, relevées à 7 heures du matin, à midi et à 7 heures du soir, présentaient le minimum en février, 7°,0; le maximum en août, 31°,5; différence, 24°,5.

Pour l'année 1853 :

Minimum en février, 8°,0; maximum en septembre, 33°,0; différence, 25°,0.

Ainsi la moyenne donne pour le minimum, 7°,5; pour le maximum, 32°,25; différence, 24°,55.

D'après le même auteur les variations extrêmes de température, pour chaque mois, sont :

	1852	1853		1852	1853
Janvier	6°,5	10°,5	Juillet	6°,0	12°,5
Février	8°,0	9°,0	Août	6°,5	10°,5
Mars	10°,0	10°,0	Septembre	7°,0	11°,0
Avril	6°,0	8°,0	Octobre	10°,0	7°,5
Mai	8°,0	9°,0	Novembre	9°,0	12°,0
Juin	6°,0	11°,0	Décembre	7°,0	8°,0

Pour chaque jour de chaque mois les variations moyennes sont :

	1852	1853		1852	1853
Janvier....	3°,0	6°,0	Juillet.............	2°,0	7°,0
Février....	3°,0	6°,0	Août................	5°,0	5°,0
Mars......	4°,5	4°,0	Septembre..........	5°,0	3°,0
Avril...............	2°,0	4°,5	Octobre.............	4°,0	4°,0
Mai.................	5°,0	6°,0	Novembre...........	3°,0	5°,0
Juin......	3°,0	8°,0	Décembre....	3°,0	3°,0

Pour chaque saison, les variations moyennes de température sont :

	1852.	**1853.**
En hiver........	1°,5	1°,4
Au printemps . .	1°,4	1°,3
En été..	1°,25	1°,65
En automne.....	1°,15	1°,45

En calculant les moyennes des variations diurnes successives de chaque mois pour 1853, le Dr Mitchell donne les moyennes suivantes :

Janvier........	0°,93	Juillet.........	1°,30
Février	1°,40	Août...........	0°,97
Mars..........	1°,05	Septembre.....	0°,90
Avril....... ...	0°,95	Octobre........	0°,82
Mai...........	1°,03	Novembre.....	0°,80
Juin......... .	1°,55	Décembre.....	0°,70

Par saison, les moyennes des variations diurnes sont :

Hiver......	0°,81
Printemps..........	1°,13
Été................	1°,48
Automne...........	0°,89

Pour l'année entière, la moyenne des variations donne 1°,8.

Le tableau suivant donne les moyennes des températures dans les principales villes de l'Algérie, tant du littoral que de l'intérieur. Comme on le voit, la moyenne annuelle varie suivant l'altitude et la latitude des villes indiquées.

MOIS DE L'ANNÉE.	LITTORAL.					LITTORAL.								
	ALGER (1).	ORAN (2).	MOSTAGANEM (3).	BÔNE (4).	BOUGIE (5).	BLIDAH (6).	MÉDÉAH (7).	MILIANAH (8).	ORLÉANSVILLE (9).	TLEMCEN (10).	MASCARA (11).	CONSTANTINE (12).	SÉTIF (13).	LAGOUATH (14).
Janvier	15°,10	9, 80	14, 2	11, 2	—	12, 0	—	—	10, 4	14, 0	9, 0	10, 7	—	10, 4
Février	15, 00	11, 20	15, 5	15, 8	—	9, 0	—	—	8, 6	17, 0	11, 0	9, 7	—	15, 6
Mars	15, 58	14, 36	17, 5	16, 7	—	13, 3	—	—	12, 7	17, 0	12, 0	7, 3	—	—
Avril	17, 81	15, 3	20, 6	18, 5	—	15, 7	—	—	15, 6	21, 0	18, 0	10, 7	—	—
Mai	20, 07	18, 5	22, 0	23, 5	—	19, 7	—	—	22, 0	26, 0	22, 0	18, 8	—	21, 13
Juin	23, 90	21, 8	25, 0	28, 3	—	24, 3	—	—	26, 7	29, 0	23, 0	24, 7	—	28, 5
Juillet	26, 89	24, 5	28, 7	30, 1	—	27, 3	—	—	30, 8	37, 0	26, 0	28, 5	—	34, 0
Août	27, 81	25, 2	29, 5	30, 1	—	27, 3	—	—	31, 8	35, 0	28, 5	26, 5	—	32, 8
Septembre	26, 03	22, 3	27, 7	26, 6	—	22, 7	—	—	24, 2	29, 0	21, 0	20, 6	—	25, 6
Octobre	23, 04	20, 0	24, 2	26, 3	—	19, 0	—	—	19, 7	26, 0	20, 7	18, 8	—	20, 5
Novembre	19, 11	13, 5	16, 9	16, 2	—	11, 3	—	—	10, 5	24, 0	20, 5	15, 8	—	14, 4
Décembre	16, 01	10, 3	12, 6	16, 0	—	11, 0	—	—	10, 7	15, 0	18, 3	10, 2	—	13, 5
Moyenne annuelle	20, 63	16, 10	21, 43	21, 74	17, 00	17, 70	19, 56	15, 00	18, 64	24, 17	19, 17	17, 19	17, 00	—
Hauteur des villes au-dessus du niveau de la mer (15)	20m	50m	115m	35m	27m	250m	920m	900m	136m	800m	200m	700m	1100m	750m
Latitude	36, 48	35, 42	35, 55	36, 25	36, 46	—	—	—	—	—	—	—	—	34, 00

(1) Calculs du Dr Mitchell, d'après les observations de 12 années.

(2) Extrait de *l'Écho d'Oran*, de 1841 à 1848. — 8 années.

(3) *Moniteur algérien*, 1854.

(4) *Annales d'hygiène*, t. XII, Boudin, 1841.

(5) Boudin, Carte météréologique.

(6) D'après des documents épars, sur les observations des hôpitaux civils et militaires communiqués par le Dr Laveran ou Dr Mitchell, qui les a réunis.

(7) Boudin, Carte météréologique.

(8) Boudin, Carte météréologique.

(9) Barby, *Mém. de méd. milit.*, t. XII, 2e série, pr 1851 et 1852.

(10) Catteloup, *Mém. de méd. milit.*, t. XII, 2e série pr 1847.

(11) Haspel, *Mém. de méd. milit.*, t. VIII, 2e série pr 1849.

(12) Boudin, *Annales d'hygiène*, 1838.

(13) Id. Carte météréologique.

(14) Notes du Dr Bellot communiquées par le Dr A. Bertherand.

(15) *Gaz. méd. de l'Algérie*, 1856, p. 31. — *Études de climatologie*, Dr A. Bertherand.

Pour compléter ce qui a été dit sur la température de l'Algérie, nous rappellerons ici l'ouvrage du Dr Aimé (*Exploration scientifique de l'Algérie*), dans lequel, en parlant de l'état thermométrique de la Méditerranée, observé sur une étendue de 100 à 2,000 mètres de distance du port d'Alger, ce distingué observateur donne sur la température comparative de la mer avec l'air les chiffres suivants :

	MER.	AIR.	DIFFÉRENCE.
Hiver	14°,4	12°,4	+2°,0
Printemps	15°,5	16°,3	—0°,8
Été	62°,2	23°,0	—0°,8
Automne....................	20°,2	20°,0	+0°,6
Moyenne annuelle	18°,17	17°,92	

ATMOSPHÈRE.

Ce qui donne par-dessus tout un charme exceptionnel au climat de l'Algérie, c'est la transparence de l'air et la pureté incomparable du ciel. Grâce à cette particularité, le rayon visuel va jusqu'à ses dernières limites et atteint sans obstacle les points les plus éloignés.

Si jamais contrée peut s'appeler le pays du soleil, c'est assurément l'Algérie qui mérite ce nom. Il faut y avoir séjourné pour se faire une idée exacte de la clarté incomparable, de la limpidité et la transparence de l'air. Aussi, tous ceux qui ont habité l'Algérie pendant quelque temps et qui l'ont quittée ensuite pour revenir dans nos climats conservent un souvenir ineffaçable de son ciel radieux, et sont atteints, après un certain temps, d'une vraie nostalgie de cette belle lumière. Même ceux qui ont vu Naples et l'Espagne restent sous l'influence du charme sans pareil de l'atmosphère algérienne.

Pauly, dans son ouvrage sur la climatologie comparée, dit qu'il est possible que l'Algérie, avec les parties plus voisines du Maroc et la Tunisie, soit le pays de la terre où il y ait le plus de lumière utilisée comme effet optique et comme charme de paysage. C'est le moment de rappeler ici la belle description de Griesebach, le savant botaniste :

« Le bleu profond du ciel et de la mer, les contours nettement profilés de l'horizon donnant du relief aux plus petites collines, la transparence de l'atmosphère telle, que les derniers plans de la scène sont aperçus comme les premiers, d'un seul coup d'œil, toutes ces nuances sont l'effet des courants qui animent l'atmosphère, qui y poussent d'une manière régulière l'air du nord au midi, de façon que la vapeur d'eau qu'il apporte se dilue de plus en plus en marchant vers les latitudes chaudes. Dans l'éclat splendide du soleil, les formes végétales semblent devenir plus belles ; les rameaux des pins relevés vers le ciel, la noire verdure des cyprès élancés se dressent vigoureusement au milieu de cette lumière, qui pare également de ses attraits les plus minces touffes de l'olivier au pâle feuillage, etc., etc. » (*Die Vegetation der Erde*, tome I, *Mittelmeergebiet*, traduction Pauly.)

Cette transparence de l'air et cette sérénité du ciel sont dues avant tout au vaste désert du Sahara ; c'est la marche des couches aériennes vers les tropiques et l'aspiration saharienne qui sont cause de la douceur des hivers.

Cette influence du Sahara, dit avec juste raison Pauly, est ici très-décisive ; les vastes surfaces qu'il présente, comme plaines de sable et hammadas pierreux, s'échauffent très-vivement quand le soleil s'approche du solstice d'été ; cet échauffement amène la dilatation verticale de l'air et sollicite ainsi l'arrivée du courant polaire qui règne en effet sous forme de brise très-légère (*venti delicati, venti somniculares*, vents étésiens). La marche des couches d'air du nord de l'Europe vers le Sahara fait que la vapeur d'eau qu'elles transportent se dissout, se raréfie de plus en plus, d'où la beauté du ciel et la clarté de la lumière. Une autre cause encore, selon Pauly, vient contribuer à la beauté de l'atmosphère algérienne : c'est la grande barrière que de hautes montagnes tracent de l'ouest à l'est à la limite nord de cette région, la séparant ainsi de l'Europe moyenne et de l'Europe du nord. Les Pyrénées, les Alpes, les Balkans, le Taurus et le Caucase forment une série de lignes élevées contre lesquelles les vents polaires, appelés vers le sud par l'aspiration du Sahara, viennent déposer leur humidité en pluie ou en neige. Ajoutons à cela que ces vents, traversant la Méditerranée et réchauffés par elle, ne peuvent amener un abaissement sensible de la température, ni troubler la sérénité de l'atmosphère et son admirable pureté.

PLUIE.

Quand un nuage arrive, dit Marit, dans son excellent Traité d'hygiène de l'Algérie, il se juge tout de suite ; le soleil le dissipe ou il tombe comme une masse.

Il pleut sur le littoral africain par averses de courte durée, mais très-abondantes.

L'eau tombe en grosses gouttes, et pour peu que la pluie se prolonge, elle transforme les ruisseaux en torrents infranchissables, mais qui rentrent dans leur état primitif peu d'heures après l'arrêt de la pluie.

Comme nous venons de le dire, la pluie est de courte durée ; il est rare qu'elle se prolonge pendant quelques heures, et plus rare encore pendant quelques jours.

En tout cas, il y a toujours des intervalles assez longs de beau temps entre les averses d'une même journée, pour que le malade puisse sortir et jouir au moins pendant 5 ou 6 heures des rayons non obscurcis du soleil, d'un calme atmosphérique qui lui permettent l'exercice en plein air.

Le Dr Bonnafont, dont nous avons cité le nom déjà plusieurs fois, a estimé la quantité d'eau qui tombe en moyenne dans l'année à Alger à 79 centimètres ; cette quantité d'eau se répartit à peu près sur 57 jours, mais la quantité qui tombe à la fois est beaucoup plus considérable qu'en Europe. Ce sont des pluies torrentielles, de courte durée, qui viennent périodiquement, presque à la même heure de la journée.

Le tableau suivant, extrait de la *Géographie médicale d'Alger*, du savant observateur, donne la moyenne de l'eau pluviale tombée à Alger pendant 4 ans :

TABLEAU n° 1 *indiquant la quantité d'eau pluviale tombée à Alger depuis le mois de septembre 1831 jusqu'au 31 décembre 1835* (1).

1831	1832.	1833.	1834.	1835.
	Janvier. 26,0	Janvier. 11,0	Janvier. 06,5	Janvier. 04,7
	Février. 25.6	Février. 01,9	Février. 07,3	Février. 15,7
	Mars... 26,8	Mars... 10,2	Mars... 02,5	Mars... 09,8
	Avril... 05.5	Avril. . 03,7	Avril... 10,3	Avril... 02.8
	Mai.... 00,0	Mai.... 01,5	Mai.... 03,7	Mai.... 10,0
	Juin. .. 00,0	Juin.... 01,3	Juin.... 04,2	Juin.... 04,0
	Juillet.. 00,0	Juillet.. 10,1	Juillet.. 00,0	Juillet.. 00,0
	Août... 00,0	Août... 00,0	Août... 00,0	Août... 03,0
Sept.... 08,0	Sept.... 00,2	Sept.... 06,1	Sept.... 02,2	Sept.... 00,0
Oct..... 07,2	Oct..... 02,0	Oct..... 00,0	Oct..... 01,9	Oct..... 07,0
Nov..... 08,9	Nov.... 22,6	Nov.... 06,5	Nov. .. 02,8	Nov.... 09,0
Déc.... 23,0	Déc.... 25,5	Déc..... 01,1	Déc.. . 08,7	Déc. ... 20,0
47,1	134,2	53,4	50,1	78,5

D'après le docteur Mitchell, les jours de pluie sont en moyenne de 95 par an; mais en déduisant la moyenne de l'eau tombée pendant la nuit, le nombre de jours pluvieux proprement dits se réduit à 56, et la très-grande majorité de ces jours ne donne qu'une heure ou deux de pluie.

M. Don a publié, dans le *Moniteur algérien*, n° 731, la répartition suivante de la quantité d'eau pluviale tombée dans l'année :

N° 2.

Nos d'ordre.	TRIMESTRES. — MOIS qui les constituent.	QUANTITÉ D'EAU TOMBÉE pendant le trimestre.	le semestre.	l'année.
1	Décembre à février....	43c,35	62c,82	90c,44
2	Mars à mai..........	19c,47		
3	Juin à août............	2c,17	27c,62	
4	Septembre à novembre...	25c,47		

Comme on voit, il y a à Alger deux périodes trimestrielles de pluie et de sécheresse, avec intercalation de deux trimestres intermédiaires au point de vue hygrométrique. La quantité de pluie

(1) La moyenne des quatre années à Alger est de 79 centimètres ou 28 pouces 7 lignes à peu près.

tombée la nuit est plus grande que celle du jour, mais il pleut plus souvent le jour que la nuit.

Le tableau comparatif du littoral de l'Algérie avec Madère, Malte, Rome, Pau, Londres, Torquay, Undercliff, au point de vue hygrométrique, donne les chiffres suivants :

N° 3.

LIEUX.	MOYENNE ANNUELLE de la quantité de pluie tombée.	MOYENNE ANNUELLE du nombre de jours de pluie.
Alger	904mm.5	95
Oran	489 ,8	56
Mostaganem	494 ,2	56
Malte	611 ,0	75
Madère	730 ,7	70
Rome	779 ,2	117
Pau	1050 ,0	119
Londres	620 ,0	178
Torquay	705 ,0	132
Undercliff	587 ,0	146

Le tableau n° 3 démontre la supériorité incontestable et très-grande du littoral de l'Algérie sur les points cités par rapport à la rareté des jours pluvieux.

Les phénomènes de rosée et de brouillard sont fréquents seulement en été, à cause de l'activité du rayonnement du sol. Leur fréquence et leur intensité sont plus grandes dans certaines vallées, comme par exemple dans la plaine de la Mitidja, à la Chiffa, au fond de la ferme de Mouzaïa. Le brouillard s'élève au coucher du soleil : invisible au commencement, et s'épaississant jusqu'à 5 heures du matin, et même au lever du soleil, la brume est si dense, qu'à 40 pas on ne peut rien distinguer : mais à mesure que le soleil monte et réchauffe l'air de ses rayons, elle se dissipe rapidement, et vers 7 heures du matin il n'y en a plus vestige.

En hiver, comme nous l'avons déjà fait observer, le brouillard n'existe pas.

HYGROMÉTRIE.

Les observations hygrométriques du Dr Mittchell, pendant les mois de mars, avril et juin, à 10 heures du matin, 4 heures et 10 heures du soir, donnent la moyenne de diminution de température jusqu'à la rosée, 4,66. Toujours la température de l'air était au moins supérieure de 2,22 à celle de la rosée. Au moment de l'expérience, il n'y avait jamais de dépôt préalable de rosée. L'abaissement de la température peut être estimé de 2,22 jusqu'à 8,33.

Les tableaux suivants représentent la moyenne hygrométrique jour et nuit pendant une année entière (1874 à 1875), plus la moyenne de température et de la quantité d'eau tombée à Alger. Les documents qui ont servi de base à ce tableau nous ont été obligeamment communiqués par M. Bulard, le distingué directeur de l'observatoire d'Alger :

DATES	NOVEMBRE 1874.						DÉCEMBRE 1874.						JANVIER 1875.					
	Température moyenne.		Humidité moyenne.		Pluie millim.		Température moyenne.		Humidité moyenne.		Pluie millim.		Température moyenne.		Humidité moyenne.		Pluie millim.	
	Jour.	Nuit.	J.	N	J.	N.	J.	N.	J.	N.	J.	N.	J.	N.	J.	N.	J.	N.
	o	o	°/o	°/o	milli.	milli.	o	o	°/o	°/o	milli.	milli.	o	o	°/o	°/o	milli.	milli.
1	21,2	18,9	45,3	42,0	»	»	20,9	19,6	38,0	32,0	»	»	10,7	9,4	55,8	78,3	»	»
2	21,0	17,0	68,5	59,0	»	»	21,6	18,1	35,0	45,2	»	»	12,5	10,0	72,0	59,0	»	»
3	19,1	16,1	80,0	83,0	»	»	17,5	14,7	71,0	76,2	»	11,60	15,7	12,9	52,5	52,5	»	»
4	23,7	19,0	54,2	42,7	»	»	12,8	10,8	88,0	76,0	3,85	»	15,0	11,4	77,0	83,3	»	0,66
5	29,9	16,6	63,7	76,2	12,00	3,95	14,3	14,1	69,7	84,5	»	21,45	12,6	10,9	77,2	86,0	1,21	»
6	17,7	16,7	83,5	87,2	8,09	2,80	13,9	11,7	76,5	84,0	»	»	13,0	10,3	77,3	79,7	»	»
7	18,3	14,6	87,0	79,2	»	»	13,6	11,6	77,5	86,0	6,27	1,87	12,7	10,9	76,5	84,7	,044	»
8	17,6	14,8	84,0	85,5	»	»	13,2	11,0	81,0	81,0	»	»	12,6	9,8	83,3	70,0	»	»
9	17,1	14,5	78,0	74,5	»	2,2	13,5	11,9	56,5	58,7	»	2,75	12,2	12,9	57,3	41,5	»	»
10	16,8	13,5	70,0	78,3	»	»	13,6	11,7	54,0	86,2	»	3,41	14,9	11,8	41,5	71,0	»	»
11	17,0	13,6	65,8	74,5	»	»	15,4	13,7	86,5	78,0	»	»	15,2	14,4	55,5	48,3	»	»
12	16,1	12,4	67,8	85,5	0,165	23,76	14,3	12,6	78,7	53,0	1,87	6,82	17,1	12,4	39,0	69,7	»	0,55
13	9,3	8,6	78,5	64,2	16,94	35,75	11,5	7,5	70,2	66,0	1,45	13,75	14,1	11,2	70,5	77,5	»	»
14	12,8	11,7	63,8	59,0	5,47	3,00	7,5	5,5	76,8	78,7	20,24	11,44	14,7	12,4	59,8	54,0	»	»
15	12,0	8,0	40,2	53,5	»	»	5,9	5,9	83,0	62,2	13,31	7,92	15,2	11,6	59,0	66,5	»	»
16	12,8	14,6	55,5	78,0	»	2,2	9,7	8,1	53,7	55,0	0,11	»	15,5	12,3	40,3	76,2	»	0,165
17	16,2	14,2	77,2	82,0	0,11	»	10,0	7,9	65,0	60,2	0,11	0,11	12,7	11,6	76,3	64,5	»	»
18	16,3	13,0	69,3	78,7	»	»	8,6	6,6	56,0	68,5	1,32	2,53	14,0	12,9	52,5	41,5	»	»
19	15,5	13,4	74,0	64,0	»	»	9,3	6,9	63,0	71,0	3,74	1,54	14,9	11,1	54,0	71,5	»	»
20	16,3	14,5	39,0	62,0	0,35	»	7,9	7,9	76,0	72,0	13,64	4,4	14,5	10,6	67,5	66,5	»	»
21	14,9	12,8	83,2	85,5	»	»	12,3	11,4	52,0	68,0	»	»	12,7	11,0	75,5	49,0	»	»
22	14,3	12,6	82,5	82,2	1,3	0,9	12,9	11,5	68,0	77,2	»	»	13,9	11,8	54,0	86,2	»	»
23	14,6	13,0	70,5	63,7	»	»	11,2	8,9	83,8	86,0	12,76	19,36	13,8	11,8	82,5	77,5	»	»
24	13,1	12,5	83,0	59,2	5,83	»	10,4	8,2	76,2	86,2	0,165	»	17,6	14,1	48,8	59,2	»	»
25	13,4	11,4	60,0	61,7	»	0,99	12,4	10,1	65,0	84,0	»	»	14,6	12,1	72,5	78,0	»	»
26	14,0	10,9	70,7	74,0	2,75	24,42	12,2	9,7	78,2	70,5	»	»	15,1	11,3	68,3	81,5	»	»
27	12,4	11,9	66,5	87,5	1,21	18,15	12,7	10,0	59,2	72,7	»	2,2	14,1	11,4	73,0	95,5	»	»
28	13,3	14,6	84,7	95,0	40,59	2,09	10,4	6,9	72,0	62,7	7,26	2,53	13,0	10,7	82,3	80,5	»	»
29	16,8	14,7	86,5	87,7	»	»	7,9	5,2	70,7	60,7	0,55	»	14.1	10,0	68,5	86,7	»	»
30	17,4	15,5	64,0	67,5	»	»	8,9	8,5	65,0	71,0	1,1	»	12,0	10,3	79,5	81,5	»	»
31							11,1	7,7	56,0	65,0	»	»	10,3	8,0	80,5	72,0	12,1	0,55

DATES.	FÉVRIER 1875. Température moyenne. J.	N.	Humidité moyenne. J.	N.	Pluie moyenne. J.	N.	MARS 1875. Température moyenne. J.	N.	Humidité moyenne. J.	N.	Pluie millim. J.	N.	AVRIL 1875. Température moyenne. J.	N.	Humidité moyenne. J.	N.	Pluie millim. J.	N.
	o	o	o/o	o/o	milli.	milli.	o	o	o/o	o/o	milli	milli.	o	o	o/o	o/o	milli.	milli.
1	7,7	7,6	87,7	80,7	19,91	3,3	9,0	6,6	82,2	86,0	79,15	14,63	12,2	10,5	76,0	73,0	»	»
2	10,9	8,5	79,2	85,0	»	1,43	9,3	7,5	78,2	74,5	4,98	5,06	13,8	10,8	76,0	85,5	0,066	2,09
3	11,6	9,6	70,0	65,5	»	»	9,6	7,9	76,7	75,0	7,15	2,20	13,2	11,3	86,0	90,0	0,55	2,75
4	13,0	9,7	45,5	69,2	»	»	12,0	11,5	60,5	63,5	»	»	13,9	11,3	80,2	75,7	0,198	0,715
5	12,2	10,1	58,2	76,0	»	»	15,2	13,1	65,0	70,5	»	»	15,7	12,4	68,5	73,7	»	»
6	12,4	10,8	80,8	64,8	»	»	17,5	14,2	53,2	60,0	»	»	15,0	12,0	64,0	72,0	3,74	»
7	12,3	8,4	72,0	77,0	»	»	17,7	14,9	66,0	68,7	»	»	15,5	12,5	68,0	68,3	»	»
8	11,9	9,6	68,0	77,5	»	»	18,5	16,0	67,5	57,0	»	»	17,0	12,5	56,0	56,7	»	»
9	12,2	10,0	63,7	86,2	»	1,1	21,5	16,8	54,5	57,3	»	»	16,2	11,6	64,0	87,0	0,33	0,11
10	8,8	7,6	89,2	87,7	15,31	27,50	21,9	17,9	48,0	45,5	»	»	16,2	11,8	71,5	83,0	»	»
11	8,5	6,6	72,0	72,0	3,41	2,2	20,4	15,3	49,5	60,5	»	»	14,6	10,6	69,0	84,5	»	7,37
12	8,6	6,7	77,2	59,5	0,44	»	17,7	13,6	66,5	67,5	»	»	13,5	11,4	65,0	68,7	»	»
13	10,8	11,6	67,7	82,5	»	0,11	14,0	9,6	71,7	66,0	14,19	8,78	16,6	12,4	72,0	55,3	2,97	»
14	13,3	10,1	70,7	77,7	»	»	13,3	10,4	59,0	87,0	»	23,07	16,3	12,3	70,7	84,0	»	»
15	15,0	10,9	70,8	84,0	»	»	13,7	10,5	76,5	81,5	0,495	»	17,3	12,4	72,5	53,0	»	»
16	13,7	11,9	78,2	78,0	»	»	13,8	10,7	76,2	81,5	»	»	16,0	11,5	55,0	66,8	»	»
17	13,9	9,9	75,2	81,7	1,1	28,71	13,0	10,3	77,5	85,7	»	6,495	18,6	14,3	69,7	73,5	»	»
18	8,2	6,8	82,0	82,5	3,41	12,32	11,4	10,6	92,0	91,0	64,13	18,37	15,3	15,1	76,0	79,2	0,605	»
19	5,2	5,9	82,8	59,5	18,81	1,43	11,6	9,8	86,5	80,5	0,825	12,76	15,5	14,3	83,5	84,0	»	»
20	11,0	10,0	57,0	47,2	»	»	10,7	9,5	83,0	68,7	2,86	»	21,7	15,4	88,0	80,8	»	»
21	14,4	11,1	40,7	64,5	»	»	12,1	9,6	66,0	80,5	»	5,28	16,8	16,0	65,7	78,0	»	»
22	13,1	10,1	60,5	79,5	0,143	»	11,4	9,4	82,3	78,2	4,84	9,46	16,4	14,5	79,3	83,3	»	3,96
23	12,9	10,5	80,7	77,7	»	»	10,9	9,1	84,0	76,0	2,97	»	17,0	13,5	89,7	92,2	1,76	14,19
24	13,7	9,3	77,5	81,0	»	1,98	10,0	8,3	65,5	59,5	»	»	14,8	13,0	71,0	77,7	1,32	3,52
25	12,2	11,1	59,5	54,0	»	»	12,0	10,1	65,0	76,0	»	»	15,7	13,4	84,4	79,5	0,77	»
26	17,6	13,3	60,5	59,7	»	»	13,8	11,6	70,0	59,2	»	1,1	19,8	13,8	74,7	60,0	»	»
27	14,0	10,3	62,0	64,0	0,506	»	11,8	11,7	85,7	79,5	11,33	10,78	16,9	18,4	45,0	40,5	»	»
28	15,4	8,9	62,0	87,3	2,86	21,45	12,7	10,7	94,0	87,7	9,79	0,22	17,0	13,9	68,0	80,8	»	»
29							13,7	10,1	87,2	73,0	0,275	6,71	19,7	14,9	71,0	78,0	»	»
30							11,8	8,3	76,2	69,7	0,11	»			72,2	83,5	»	»
31							12,6	9,3	74,5	73,2	0,308	»						

DATES.	MAI 1875. Température moyenne. Jour.	Nuit.	Humidité moyenne. J.	N.	Pluie millim. J.	N.	JUIN 1875. Température moyenne. J.	N.	Humidité moyenne. J.	N.	Pluie millim. J.	N.	JUILLET 1875. Température moyenne. J.	N.	Humidité moyenne. J.	N.	Pluie millim. J.	N.
	o	o	o/o	o/o	milli.	milli.	o	o	o/o	o/o	milli.	milli.	o	o	o/o	o/o	milli.	milli.
1	18,8	16,7	75,2	79,0	0,132	»	18,3	16,9	89,2	89,3	3,080	21,09	27,6	20,0	50,5	84,5	»	»
2	21,6	18,0	63,3	50,5	»	»	20,1	16,7	88,3	77,8	0,099	»	23,8	22,2	61,5	63,0	»	»
3	23,8	18,0	52,5	56,8	»	»	18,8	17,3	87,0	86,0	0,891	3,49	25,7	21,4	51,5	80,5	0,605	0,440
4	21,9	19,2	67,0	59,8	»	»	19,3	16,8	84,0	90,0	0,891	9,79	22,8	20,6	77,0	89,5	0,550	2,090
5	24,7	18,2	51,7	72,0	»	»	19,5	18,6	87,5	78,5	1,023	»	23,1	21,2	77,5	89,5	»	0,044
6	20,2	16,8	75,7	83,7	»	»	22,5	18,9	67,0	77,5	»	»	22,2	23,9	80,0	82,0	»	0,011
7	20,4	15,8	81,5	88,5	»	»	22,5	19,4	74,0	71,0	»	»	23,2	22,3	72,0	91,5	»	0,330
8	17,0	14,6	89,0	92,0	»	»	23,0	19,4	76,5	85,0	»	»	23,8	21,9	72,0	53,0	»	»
9	17,8	16,1	93,8	97,0	»	0,275	24,0	22,0	70,5	66,3	»	»	24,8	20,9	55,0	87,5	»	»
10	19,3	17,3	87,0	84,0	0,22	0,165	24,4	20,2	73,5	60,5	»	»	22,7	21,5	66,5	91,5	»	»
11	21,1	17,7	77,5	88,5	»	»	26,4	22,5	62,0	72,0	»	»	25,6	25,0	74,0	66,5	»	»
12	19,1	16,2	89,5	91,0	»	»	26,6	20,8	71,5	84,8	»	»	23,3	21,5	66,0	91,5	»	»
13	20,4	16,6	74,0	84,0	»	»	25,1	22,4	77,0	84,8	»	»	20,9	20,1	82,0	87,0	»	»
14	20,2	16,5	81,2	83,5	»	»	29,1	23,9	51,0	51,5	»	»	22,7	21,5	81,0	86,5	»	0,066
15	20,2	16,2	77,3	78,5	»	»	29,4	24,4	49,3	47,0	»	»	24,9	22,3	75,0	60,0	»	»
16	20,1	16,0	72,5	94,0	»	»	25,4	21,0	63,0	65,5	3,190	1,43	23,6	20,3	62,5	88,5	»	»
17	20,6	17,1	76,5	87,5	»	»	24,6	19,0	57,0	78,0	»	1,65	23,2	20,7	78,5	81,0	»	»
18	20,2	18,8	82,2	65,0	»	»	22,5	18,9	68,8	85,0	0,220	2,31	24,6	22,6	69,0	46,0	»	»
19	26,2	19,8	64,0	74,0	»	»	22,9	15,4	66,0	55,5	»	»	27,0	23,3	39,5	43,5	»	»
20	21,5	19,4	82,8	75,0	»	0,005	23,9	19,8	49,8	72,8	»	»	25,6	21,2	43,0	80,5	»	»
21	24,6	19,2	72,0	68,5	0,06	0,60	25,0	20,4	57,9	68,8	»	0,22	24,8	22,7	50,0	46,0	»	»
22	23,1	18,9	75,5	90,5	»	»	22,0	17,2	60,0	57,3	0,011	»	25,8	23,0	34,0	54,5	»	»
23	21,6	19,3	81,5	90,0	»	»	22,5	18,5	49,3	63,5	»	»	27,6	14,0	30,5	41,5	»	»
24	21,2	19,2	86,8	88,7	»	»	22,3	18,8	54,0	61,5	»	»	25,6	22,8	48,5	85,0	»	»
25	21,3	17,8	85,0	88,3	»	»	22,9	19,8	58,5	80,8	»	»	25,8	22,3	58,0	84,5	»	»
26	21,6	18,5	81,3	90,7	»	»	23,3	19,7	74,0	77,5	»	»	25,1	22,6	80,5	87,5	»	»
27	20,3	18,3	85,7	80,7	»	»	24,3	21,6	65,5	61,3	»	»	24,6	22,5	75,0	89,0	»	»
28	20,6	16,7	81,0	89,5	1,1	13,09	28,3	22,4	64,5	60,8	»	»	24,6	22,8	81,0	92,0	»	»
29	19,7	18,4	83,0	69,8	0,11	0,88	28,1	21,9	59,8	63,5	»	»	24,9	22,0	79,5	88,0	»	»
30	23,0	18,3	63,8	77,2	»	13,31	26,4	24,8	69,0	48,3	»	»	24,3	21,7	71,5	76,0	»	»
31	20,1	16,9	80,5	91,0	0,43	18,00							24,9	23,4	59,0	61,0	»	»

DATES.	AOUT 1875.						SEPTEMBRE 1875.						OCTOBRE 1875.					
	Température moyenne.		Humidité moyenne.		Pluie millim.		Température moyenne.		Humidité moyenne.		Pluie millim.		Température moyenne.		Humidité moyenne.		Pluie millim.	
	J.	N.	J.	N.	J.	N.	J.	N.	J.	N.	J.	N.	J.	N.	J.	N.	J.	N.
	o	o.	°/o	°/o	milli.	milli.	o	o	°/o	°/o	milli.	milli.	o	o	°/o	°/o	milli.	milli.
1	28,5	25,9	43,5	71,0	»	»	26,0	22,2	71,0	97,0	»	»	23,8	19,0	58,7	84,8	»	5,17
2	29,1	26,5	53,0	61,0	»	»	25,0	21,6	73,0	97,0	»	»	19,6	17,3	73,7	62,0	»	»
3	26,4	24,9	66,5	47,5	»	»	25,6	21,2	59,0	98,0	»	»	20,0	17,8	48,9	83,5	»	»
4	25,5	22,4	58,8	82,5	»	»	23,8	19,4	66,0	84,0	»	»	23,3	20,6	44,5	40,5	»	»
5	23,9	21,4	64,3	66,0	»	»	34,7	20,5	74,0	180,0	»	»	23,1	20,7	48,0	63,5	»	»
6	23,5	23,6	61,0	47,5	»	»	25,7	20,7	73,0	100,0	»	»	22,5	20,1	68,7	75,8	»	1,8
7	24,7	24,1	60,0	68,0	»	»	24,2	21,1	74,0	00,0	»	»	21,9	19,9	78,5	87,0	»	»
8	26,0	23,0	60,5	79,5	»	»	24,1	30,6	68,0	83,0	»	»	21,3	19,9	61,1	89,2	»	»
9	28,1	24,5	67,5	79,8	»	»	27,0	21,1	58,0	62,0	»	»	21,4	22,9	85,0	57,0	»	»
10	25,9	23,6	68,0	89,5	»	»	26,9	22,5	66,0	59,0	»	»	24,4	21,5	53,5	91,0	»	»
11	26,7	26,7	79,3	65,5	»	»	25,9	21,6	52,0	92,0	»	»	36,5	21,0	84,7	88,2	»	»
12	27,1	24,5	72,3	83,0	»	0,066	24,8	20,8	69,0	96.0	»	»	22,6	18,7	74,5	82,5	»	«
13	27,0	24,3	65,5	82,5	»	»	26,4	21,7	73,0	85,0	»	»	20,9	18,6	79,0	75,5	»	»
14	24,7	22,6	79,0	81,5	»	»	23,3	22,4	71 0	98,0	»	»	22,1	18.5	66,2	79,5	10,0	0,3
15	24,3	23,0	76,8	85,8	»	»	22,0	22,3	73,0	97,0	»	»	18,0	17,2	81,0	66,5	2,0	2,17
16	24,5	24,3	76,8	67,8	»	»	25,4	22,6	73,0	87,0	»	»	18,9	15,0	68,7	76,5	1,98	»
17	26,5	25,2	53,3	58,5	0,001	»	30,8	22,2	30,0	63,0	»	»	18,6	18,4	76,0	63,0	0,26	0,40
18	27,1	23,6	50,.	82,5	»	»	25,9	20,8	61,0	77,0	»	»	18,9	17,7	58,0	52,7	»	»
19	26,6	25,1	61,3	55,5	»	»	26,3	21,8	69,0	95,0	»	»	18,1	16,2	52,5	67,7	»	»
20	26,2	23,2	62,9	80,0	»	»	26,5	22,6	78,0	92,0	»	»	14,9	17,2	62,5	82,0	»	»
21	24,6	23,0	82,0	86,8	»	»	27,3	22,7	93,0	99,0	»	»	19,7	16,5	69,7	81,5	»	»
22	24,4	22,1	81.0	86,3	»	»	25,7	22,5	98,0	94,0	»	»	19,5	17,0	72,7	88,0	»	»
23	24,5	22,9	76,5	79,0	»	»	25,9	23,1	75,0	96,0	»	»	19,0	17,7	73,5	78,0	»	»
24	25,2	25,0	69,0	51,0	»	»	50,3	21,4	69,0	87,0	»	»	20,1	16,8	82,7	84,0	5,39	»
25	26,8	24,6	59,0	86,0	»	»	25,7	22,2	67,0	83,0	»	»	18,1	16,0	72,0	50,2	»	»
26	27,1	24,8	70.0	61,5	»	»	25,2	22,1	61,0	100,0	»	»	16,2	14,7	59,7	72,0	»	»
27	26,8	24,8	56,8	70,0	»	»	29,7	22,2	48,0	79,0	»	»	16,5	15,1	59,0	68,7	»	»
28	27,4	24,1	59,5	80,5	»	»	27,3	22,7	73,0	67,0	»	»	15,8	16,1	66,5	76,0	»	1,1
29	23,4	24,6	81,5	65,5	»	»	26,7	22,1	64,0	98,0	»	»	17,6	15,4	75,5	82,5	»	»
30	25,9	24,2	63,0	83,0	»	»	25,2	21,2	68,0	94,0	»	»	19,1	15,9	70,0	82,5	»	»
31	76,3	22,4	76,3	79,5	»	»							19,0	19,5	63,7	35,5	»	»

PRESSION ATMOSPHÉRIQUE.

Le Dr Mitchell a calculé les pressions barométriques sur 11,000 observations, et arrive aux conclusions suivantes :

1° Que les variations barométriques extrêmes sont peu considérables ;

2° Que la différence moyenne des mois consécutifs donne 1^{mm} ; et trois fois sur douze elle n'a été réellement que de 0^{mm},001.

M. Bourget relate qu'en 1852 la plus grande hauteur barométrique a été de 768^{mm}, le 1er janvier ; la hauteur moindre, observée le 7 février, était de 745^{mm} ; différence ensemble de 23^{mm}.

L'année précédente, le maximum avait été de 772^{mm}, le 16 janvier ; le minimum de 745^{mm}, le 1er décembre ; en d'autres termes, la différence entre la plus grande hauteur et l'abaissement le plus marqué de l'année était le terme moyen de 27^{mm}.

Les variations extrêmes observées pendant le mois sont très-limitées ; en général, les oscillations barométriques sont peu sensibles et paraissent dépendre de la direction des vents.

Ainsi le vent du nord produit la plus grande élévation, le vent d'ouest la plus grande dépression.

D'après les Drs Laveran et Mac-Carty (*Dictionnaire encyclopédique des sciences médicales,* Dechambre), c'est le sirocco qui amène la dépression la plus grande, de 25 à 30mm. D'après les mêmes auteurs, la moyenne barométrique à Alger est de 762, le maximum de 766, le minimum de 755mm. A Bone le maximum est de 769mm ; à Guelma, la moyenne est de 742, le maximum de 755mm.

Sur les plateaux de l'intérieur, le baromètre oscille entre 755 et 770. En hiver, le baromètre monte de 25 à 30mm ; en été, il est beaucoup moins variable.

Les variations diurnes élèvent le mercure vers 10 heures du matin et le dépriment vers 4 heures du soir. Les observations du capitaine Humbert donnent la descente moyenne du baromètre de 10 heures du matin à 3 heures du soir :

		millim.			millim.
Pour	janvier..........	1,70	Pour	juillet...........	0,85
—	février..........	1,10	—	août..........	10,55
—	mars..........	1,40	—	septembre.......	1,10
—	avril..........	0,40	—	octobre.........	1,60
—	mai..........	1,10	—	novembre.......	1,50.
—	juin..........	0,80	—	décembre.......	1,10

ANÉMOMÉTRIE.

Par sa latitude, l'Algérie est située dans la zone des vents généraux de l'ouest, car elle est au nord du 30e degré, où existe une zone de calme ou plutôt de vents contraires, produisant souvent des calmes qui diffèrent des calmes de l'équateur en ce qu'ils déterminent une hausse barométrique.

D'après Pauly, les mouvements atmosphériques se distribuent de la manière suivante :

En été et en automne, le jour, depuis le lever du soleil, calme profond de plusieurs heures ; de 9 heures à 10 heures du matin, la brise solaire se lève et dure jusqu'au soir ; le soir, calme profond pendant plusieurs heures.

La nuit, calme pendant les premières heures ; à minuit le vent de terre s'élève, il est presque toujours d'une faiblesse extrême.

En hiver et au printemps, le jour : brise de mer rare, limitée à quelques heures dans les plus belles et plus chaudes journées de ces saisons ; les vents régnants sont ceux du sud-ouest et du sud, quelquefois du sud-est. Le soir, les vents du sud sont très-fréquents et durent la plupart du temps toute la nuit.

Assez souvent, en hiver, au printemps et en automne, ce sont les vents du nord-ouest et du nord-est qui, pendant quelques jours, soufflent avec violence, mais ce ne sont que de courts entr'actes, après lesquels tout rentre dans l'ordre habituel.

Mitchell regarde les vents du nord-ouest comme prédominants : d'après ses observations, ils représentent seuls 3/10 de notations.

D'après Laveran, ce sont ceux du nord-ouest, du sud et du sud-est qui dominent. Le sirocco suit plutôt les vallées que les hauteurs, et, d'après leur direction, il souffle du sud dans une localité, du sud-est et même de l'est, dans une autre. Les vents d'ouest, d'est, du nord-ouest, règnent surtout sur le littoral ; c'est à leur règne constant qu'il faut rapporter l'uniformité du climat du littoral.

En général, les courants aériens ne sont pas d'une grande intensité en Algérie : au printemps, quelques rafales, venant de la mer, troublent à l'approche de l'équinoxe le calme habituel.

OZONE.

Les observations concernant la quantité d'ozone contenu dans l'atmosphère algérienne nous font presque totalement défaut. Nous n'avons que les observations de Mitchell et du capitaine Humbert, mais elles ne concordent pas entre elles. La somme totale des observations de Mitchell est de 209. L'indication moyenne donne 5°,5 à l'échelle de Schœnbein. Les papiers exposés la nuit ont donné une moyenne supérieure de 1°,5 sur ceux exposés le jour, mais ce dernier fait ne peut être d'une grande importance, vu que l'exposition nocturne du papier était plus longue de 5 heures que celle du jour, d'où il résulte que c'est plutôt la durée de l'exposition qui a influé sur l'indication du papier.

La direction des vents, d'après Mitchell, n'influe pas sensiblement sur les observations ozonométriques ; toutefois les moyennes étaient plus élevées de 1° pendant les vents directs de l'est ou de l'ouest. Voilà tout ce que nous savons à ce sujet. C'est une étude complète à faire, étude très-intéressante à laquelle nous attachons une grande importance, considérant l'ozone, si justement appelé « oxygène dynamisé » par M. le professeur Gubler, comme pouvant, par ses proportions dans l'atmosphère, influer considérablement sur les modifications dans les affections des voies respiratoires.

Végétation.— La variété du climat suivant les divisions que nous avons mentionnées au commencement de ce travail se manifeste visiblement dans la végétation.

Depuis la plante des tropiques, comme l'*agave americana*, *opuntia ficus indica*, etc., jusqu'aux familles des légumineuses, composées, graminées, ombellifères de nos contrées, toutes s'y trouvent représentées par une grande variété d'espèces.

La géographie botanique répond à la division du sol :

1° La région du Tell ou région des moissons et des forêts ;

2° La région saharienne, Belud-Djerid, le pays de dattes ;

3° La région des Hauts Plateaux, pays le moins fertile (*Ager arbori infecundus*).

Le sol en Algérie, surtout les terrains appartenant aux terrains secondaires, nous montre sur beaucoup de points des vestiges d'anciennes forêts. L'histoire nous apprend que les deux Mauritanies saharienne et tingitane en étaient couvertes. D'après Hérodote, la partie de la Lybie orientale qu'habitent les nomades est basse et sablonneuse jusqu'au fleuve Triton, mais depuis le fleuve, en allant vers le couchant, le pays est montagneux et couvert d'immenses forêts peuplées d'animaux sauvages.

Sous la domination romaine les forêts ont été détruites systématiquement pour faire place à la culture des céréales et cette partie de l'Afrique avec l'Egypte était devenue le grenier de Rome. Outre la raison de culture, le pays fut aussi déboisé par les premiers colons romains pour éloigner et détruire les fauves redoutables qui s'abritaient dans les forêts. Ce défrichement dans un but civilisateur et productif, comme cela se pratique encore aujourd'hui en Amérique, a dégénéré sous les Vandales et les Arabes en véritable système de destruction.

Pendant la guerre des Califes, la dévastation et la ruine de ces pays si fertiles et si boisés avaient atteint les dernières limites; ainsi en 1709, une femme nommée Kachina réunit sous ses ordres les Maures et les Berbères contre Hassan et, inspirée de l'idée qu'en ôtant tout appas de richesses à la cupidité de ses ennemis, elle empêcherait de nouvelles invasions, elle fit brûler toutes les forêts, détruire les cultures et transforma ainsi le pays en un vaste désert. Depuis, l'Algérie n'a jamais pu se relever et ce n'est que depuis la conquête française que peu à peu le pays reprend l'aspect d'une riche contrée, comme du temps des Romains, grâce au reboisement sagement et sérieusement poursuivi.

Partout, sur toutes les hauteurs, la terre végétale est en assez grande abondance pour permettre la croissance des arbres. On trouve partout des souches de chênes, d'oliviers sauvages, de thuyas, etc., etc. Grâce à M. Ramel, le savant et zélé introducteur de l'eucalyptus, cet arbre australien dont les propriétés antiseptiques sont aujourd'hui si appréciées s'est acclimaté et généralisé sur le sol algérien, où sa croissance rapide rend à l'assainissement de certaines contrées des services inappréciables.

Il nous reste encore à parler des endémies dominantes en Algérie, telles que les fièvres dues aux influences palustres ou au défrichement du sol. Ces fièvres sont en rapport constant avec les saisons. En hiver, elles n'existent pas ; c'est en été, pendant les grandes chaleurs, qu'elles sévissent dans certaines localités, sous l'influence zimotique marécageuse ou des émanations morbifiques d'une terre vierge nouvellement remuée. Avec les progrès de culture, l'assainissement par le drainage, et le desséchement des marais, les pyrexies à quinquina ont diminué très-sensiblement et leur caractère pernicieux primitif est notablement modifié. Qu'il suffise de citer la plaine de la Mitidja formant aujourd'hui un immense jardin et qui naguère était infestée de miasmes fébrigènes auxquels nos premiers colons ont payé un large tribut.

La ville de Bouffarik, aujourd'hui florissante, prospère et salubre, a vu disparaître trois populations successives sous l'influence des émanations marécageuses.

Ceci démontre les progrès de décroissance rapide des fièvres, sous l'influence des mesures hygiéniques et la sollicitude avec laquelle elles ont été appliquées. En somme, dans l'état actuel des choses, et surtout depuis l'impulsion donnée par la capacité administrative supérieure de l'éminent gouverneur général actuel, M. le général Chanzy, l'Algérie jouit d'une prospérité qui va toujours croissant.

Sa production augmente, sa richesse plus grande et ses conditions hygiéniques mieux connues rendent l'acclimatement des Européens facile, et nous sommes loin aujourd'hui des idées de Boudin, contre les opinions duquel les docteurs Bonnafont, Ricoux, Vallin, Feuillet ont victorieusement répondu, avec statistiques à l'appui.

PROJET D'UNE STATION HIVERNALE EN ALGÉRIE.

Après ces considérations générales, en résumant l'ensemble des manifestations atmosphériques dont nous avons parlé, le climat du littoral algérien se présente dans les conditions suivantes, pendant la saison tempérée, c'est-à-dire les mois de novembre, décembre, janvier, février, mars et avril :

Température moyenne.......... 15°,22;
Quantité d'eau pluviale.......... 62 centimètres.

Prédominance marquée des vents d'ouest ; les vents de nord-ouest sont les plus fréquents ;
Oscillations barométriques très-minimes ;
Le jour, un ciel sans nuages ;
Les nuits remarquablement belles.

Comme nous l'avons dit dans le cours de ce travail, tout en n'attribuant pas au climat des propriétés spécifiques curatives, l'influence salutaire ou pernicieuse des conditions climatériques sur l'ensemble des symptômes dans la tuberculose ne peut être niée.

Mais vouloir se conformer exactement aux indications symptomatiques par la prescription de tel ou tel climat, pour telle ou telle forme de phthisie, serait entrer dans des subtilités qui, malgré toute leur valeur théorique, ne présentent aucune utilité pratique.

Cela nous paraît d'autant plus vrai que la marche de la phthisie chez le même individu peut se présenter sous différentes formes.

On s'est peut-être laissé entrainer trop loin dans les divisions décisives et tranchées en se basant sur le cortége de symptômes souvent passagers et en spécialisant la nature même de l'affection, d'après son retentissement sur l'économie ; car on voit souvent la phthisie torpide dégénérer en phthisie éréthique, et réciproquement, la phthisie éréthique, la phthisie à marche rapide, bénéficiant d'une heureuse médication, ou même d'influences non appréciables, se transformer en phthisie torpide.

Ce qu'il faut rechercher dans le choix d'un hivernage pour les phthisiques, c'est l'absence de tout élément nuisible, comme le vent, le froid, les changements brusques de température, l'humidité, la pluie fréquente et prolongée, la poussière, l'air vicié par les émanations des grandes villes.

Pour nous, les indications climatologiques se simplifient dans cette condition unique : que le malade puisse rester en plein air au moins pendant six heures de la journée, jouir le plus longtemps possible des rayons du soleil et brûler, comme dit Pidoux, avec plus d'énergie les matériaux réparateurs qu'il prend chaque jour, sans courir le risque de contracter des phlegmasies broncho-pulmonaires.

Ainsi, une localité située dans un pays pittoresque et montagneux, d'une salubrité absolue, avec les hivers tièdes dont la température ne s'abaisserait jamais au delà de 8° au-dessus de zéro, complétement abritée contre les vents, pas humide, ayant un ciel toujours serein, une végétation luxuriante, et qui serait à proximité de la mer, qui influe essentiellement sur la stabilité barométrique; une localité pareille se rapprocherait le plus de tous les *desiderata* au point de vue climatologique.

Telles sont les raisons principales qui nous ont guidé dans nos recherches sur le littoral algérien, comme présentant les conditions climatériques les plus favorables, et fait choisir après plusieurs voyages d'exploration une localité aux pieds des montagnes Chenoua, à Tipaza.

Nous tenons à exprmer ici tous nos remerciements à notre excellent confrère et ami, M. le Dr Maximin Legrand, ainsi qu'à M. le Dr Ducoux, de Buenos-Ayres, à M. le Dr Demonchy et à M. Guiauchain, architecte, avec lesquels nous avons fait notre dernière et récente exploration de la côte algérienne, pour leurs conseils éclairés et compétents dont nous avons largement profité.

Le choix de l'emplacement de Tipaza, que nous avons soumis à l'appréciation du corps médical d'Alger, a été pleinement confirmé par les deux sociétés savantes : l'Association médicale d'Alger, à la tête de laquelle se trouve le Dr Texier ; la Société de climatologie algérienne, qui, par l'organe de son secrétaire, notre non moins distingué confrère, M. le Dr E. Bertherand, a fait un rapport des plus favorables ; nous en extrayons le fragment suivant, description aussi exacte que concise de Tipaza :

« L'antique Tipaza avait une assiette de 65 hectares, c'est la *tefassed* (c'est-à-dire la ruinée, la tombée) des Arabes, reliée par deux routes à Alger. Une de ces artères, fournie aux deux tiers par le chemin de fer, longe les jardins maraîchers d'Hussein-Dey, traverse la plaine verdoyante de la Mitidja, côtoie l'oasis des platanes de Bouffarik, s'enfonce bientôt dans la belle forêt de Marengo, puis se développe dans une contrée fort accidentée et des plus pittoresques, pour raser d'abord le pied des montagnes des Beni-Menasser, ensuite les contre-forts et les vallées mystérieuses du Chenoua, ravissants décors découpés à l'horizon par la ligne azurée de la mer, mais disparaissant brusquement pour laisser découvrir le panorama archéologique des ruines monumentales de Tipaza.

« Cinq heures de voyage résument tout ce trajet de 93 kilomètres.

« L'autre route suit les rampes qui mènent d'Alger à El-Biar, traverse les champs odoriférants de Cheragas, le riche village de Staouéli, puis se rapproche du bord de la mer pour passer au pied de Fouka (l'ancienne Casæ Calventi), gagne le charmant coteau de Castiglione, puis Bérard, Beau-Séjour, enfin Tipaza; total 70 kilomètres. Une route muletière conduit de là à Cherchell (30 kilomètres), la *Cæsarea* romaine.

« Si l'on considère que les thermes romains de Tipaza sont presque les plus grands de tous ceux découverts en Algérie, on pressent déjà la salubrité de ce poste qui devait être une cité de plaisirs, une splendide et vaste résidence de luxe. Les renseignements pris à diverses sources concluent d'ailleurs à l'absence de toutes fièvres endémiques, et permettent d'affirmer que quelques travaux d'utilité publique suffiraient à donner à la localité toutes les conditions hygiéniques désirables. La belle santé des enfants de Tipaza, la coutume prise par des familles d'Alger d'aller passer quelques mois d'été sur cette plage, en sont les meilleurs garants. L'eau n'y manque pas; le monticule choisi par M. le Dr Landowski est composé de tufs, terrains de formation moderne, très-perméables. Une nappe aquifère est à 16 mètres en moyenne sous l'endroit projeté pour l'établissement. De nombreuses citernes existent dans la localité; l'aqueduc romain qui amenait les eaux du Nador ne réclame qu'un déblaiement de 4 à 500 mètres pour être rendu à sa destination première. Quant aux terrains de la ferme, leur voisinage de l'Oued Nador et de l'Oued Ksieb (la rivière aux petits roseaux) ne donne aucune inquiétude pour la facilité d'approvisionnement des eaux d'irrigation. L'exploitation agricole de cette ferme, les cultures maraîchères de la localité, le marché de Marengo éloigné d'une heure de voiture, garantiront largement les besoins de la station sanitaire.

« La situation géographique, l'orientation, l'altitude de Tipaza, la forme de la baie étant les mêmes que celles d'Alger, la similitude de climat en peut être logiquement déduite. Ainsi, d'après les chiffres rigoureusement calculés, moyenne annuelle de 17°,6 C.; en semestre d'hiver (octobre à avril) avec une température moyenne de 15°, un maximum mensuel de 19°,30 (en octobre) et un minimum mensuel de 11°,45 (en janvier); une moyenne de 65 jours de pluie; le Chenoua, élevé jusqu'à 900 mètres, préserve Tipaza des vents d'ouest, les plus fréquents en hiver; le mamelon du phare abrite contre ceux de nord-est; au sud, des coteaux : Tipaza n'est à découvert qu'au sud-ouest, et les vents qui soufflent dans cette dernière direction sont précisément les moins à craindre, surtout pendant la saison pluvieuse.

« Ajoutons à ces bonnes conditions climatologiques la proximité de la mer qu'un sable fin rend très-abordable aux baigneurs ; la baie est assez sûre pour qu'en cas de tempêtes les navires y viennent échouer.

« Le pays est giboyeux, la plage très-poissonneuse; parmi les arbres dominent le bellombra, le figuier, l'olivier, le chêne vert, le térébinthe, le thuya, le platane. Les fourrés de lentisques contrastent avec les vignobles pendus aux coteaux. Les terres paraissent d'excellente qualité. Pour la ferme, annexe indispensable de la colonie sanitaire, 200 hectares suffisent.

« En outre de la situation charmante et salubre de cette localité, les ruines de Tipaza ne constitueraient pas le moindre attrait pour les valétudinaires ; musée local, collections de monnaies et ustensiles antiques, bassins, aqueducs, thermes, amphithéâtre, sarcophages, carrières, colombaires, etc.; et dans les environs le curieux monument du tombeau de la Chrétienne, fièrement campé sur une cime assez élevée. Qu'on joigne à tout ce panorama naturel une riche et vigoureuse ornementation par les arbres à feuillage persistant ou à odeurs balsamiques, les eucalyptus, les voûtes de bambous, les casuarinas, et la Tipaza relevée de ses ruines offrira aux malades un séjour coquet et sans pareil.

« La région voisine est d'ailleurs abondamment pourvue d'eaux minérales qu'ils pourront utiliser sur place ou faire venir, par petites quantités, ce qui, en principe, remédie toujours aux altérations que présentent parfois les transports à des distances ou à des époques éloignées : ainsi les eaux alcalines d'El-Affroun, les salines et ferrugineuses d'Hammam-Rir'a, les ferrugineuses d'Aïn-Hamza, les gazeuses simples d'Aïn-Karsa (près Marengo) et de Mouzaïa-les-Mines, les sulfureuses d'Aïn-el-Baroud et de Berrouaghia, etc., etc.»

Tipaza, où nous proposons d'ériger notre station hivernale, n'ayant pas été jusqu'ici un lieu d'habitation important, desservi, au point de vue de la santé, par un praticien résidant et attitré, on comprend qu'il n'en existe pas de topographie médicale proprement dite.

Nous pouvons heureusement combler cette lacune par quelques emprunts à divers articles, successivement publiés dans la *Gazette médicale de l'Algérie* (1) par un savant observateur et bien regretté

(1) Années 1863, n° 8, — 1865, n° 7, — 1866, n° 2, — 1867, n° 1, — 1870, n° 7.

confrère, le Dr Puzin, qui, pendant plus de dix années, a rempli à Castiglione, commune voisine de Tipaza et située dans des conditions climatologiques à peu près identiques, les fonctions de médecin de colonisation :

« Les villages de l'Algérie », écrivait Puzin, « qui ont été construits sur le versant du Sahel, du côté de la mer, se trouvent placés derrière un manteau de montagnes qui rafraîchit ou arrête les vents brûlants du désert. L'hiver, la température y est toujours beaucoup au-dessus de zéro : c'est la saison des fleurs et des légumes printaniers. On ne rencontre pas la moindre trace de marais sur notre littoral. Le terrain est calcaire, extrêmement perméable : quelle que soit la quantité de pluie tombée, l'eau ne séjourne pas sur le sol, et ne saurait jamais donner lieu à des flaques paludéennes...

« Les vapeurs de l'atmosphère maritime adoucissent la chaleur des rayons solaires. La température n'étant jamais très-basse, on respire un air constamment tiède et humide, saturé des sels que l'eau de mer tient en dissolution. Ces sels agissent d'une manière permanente sur le parenchyme pulmonaire, sur les muqueuses, de même que les eaux pulvérisées, et réalisent les avantages des médications iodée, chlorurée ou bromurée.

« J'ai observé que, dans cette partie de l'Algérie, toutes les maladies des muqueuses ont peu de tendance à produire la suppuration. La pneumonie est, en général, franchement inflammatoire et cède facilement à un traitement rationnel. La phthisie pulmonaire se développe avec une lenteur extrême. Selon moi, les affections tuberculeuses auront, dans cette contrée, une tendance à s'amoindrir et à disparaître, comme le fait une plante sous un climat peu favorable à son développement.

« Il est bien entendu que je ne saurais parler ici de la phthisie au troisième degré, avec ramollissement des tubercules, diarrhée, sueurs nocturnes, etc. A cette période, tout changement de climat ou d'habitudes ne peut que hâter les progrès du mal. Il n'en est plus de même pour les sujets chez lesquels les tubercules sont encore à l'état de crudité. Ces malades, voués en France à une mort certaine, trouveraient dans nos parages, sinon une guérison certaine, au moins un soulagement durable, et peut-être leurs descendants jouiraient-ils de l'heureux privilége d'être soustraits à la loi fatale de l'hérédité morbide. » Suivent ici trois observations, très-circonstanciées, que nous regrettons de ne pouvoir reproduire *in extenso*. « On ne perdra pas de vue, » ajoute l'auteur, « que ces observations concernent des sujets qui, par dénûment, nécessités professionnelles ou ignorance, se livrent à des travaux pénibles, se nourrissent grossière-

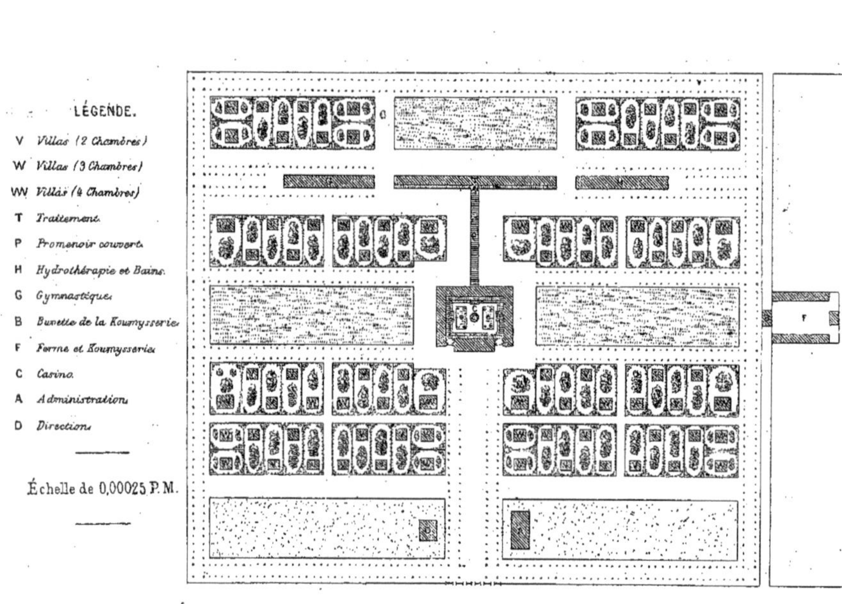
LÉGENDE.
V Villas (2 Chambres)
W Villas (3 Chambres)
WW Villas (4 Chambres)
T Traitement.
P Promenoir couvert.
H Hydrothérapie et Bains.
G Gymnastique.
B Buvette de la Koumysserie.
F Ferme et Koumysserie.
C Casino.
A Administration.
D Direction.
Échelle de 0,00025 P. M.
F

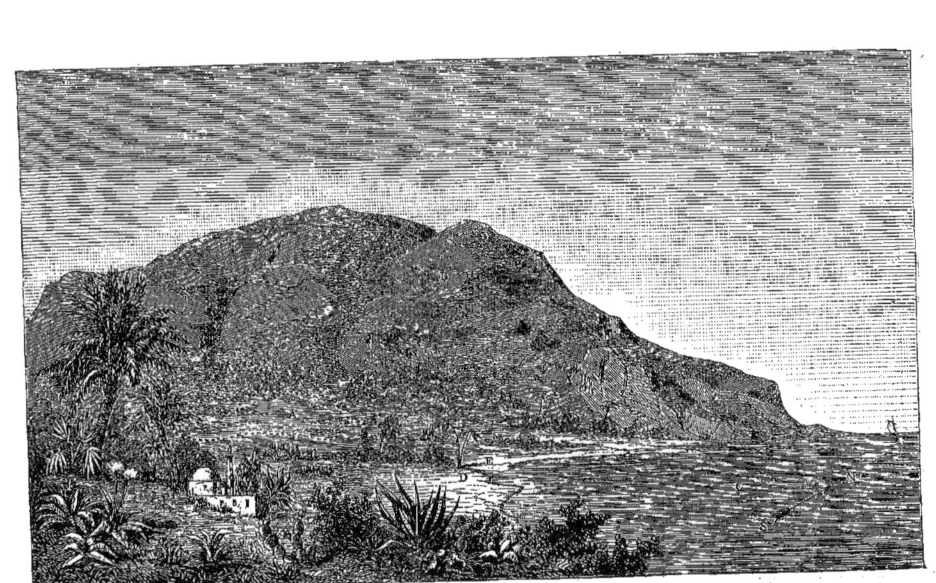

A. Emplacement choisi pour la future station hivernale. — B. Montagnes Chenoua; 980 mètres au-dessus du niveau de la mer. — C. Baie de la Méditerranée.
D. La plage. — E. La rivière Nador.

ment, réfractaires à toutes les exigences de l'hygiène, même de la simple propreté. Si, nonobstant ces conditions délétères, ils ont pu arriver à un quantième de santé relativement très-bon, ne sommes-nous pas autorisé à conclure qu'ils le doivent à l'influence *seule* du climat de la localité ?

« La mortalité, à Castiglione, est loin d'être aussi élevée qu'en France, si l'on en juge par les chiffres que nous en avons dressés, de 1860 à 1870. (*Gaz. méd. de l'Algérie*, 1870, n° 7.) Pour cette période décennale, nous n'avons compté que 69 décès, et, par contre, les naissances ont été au nombre de 162..... »

Telles sont les conditions climatériques de Tipaza, où nous espérons pouvoir fonder la station hivernale, dont le dessin ci-joint, fait sur les lieux par M. Brochocki, peintre distingué, représente l'emplacement; mais pour se rapprocher le plus près possible de l'idéal que rêve chaque médecin pour ses phthisiques, les conditions climatériques seules ne suffisent pas, si les ressources de la thérapeutique et de l'hygiène modernes ne se combinent pas avec les bienfaits du climat. En un mot, c'est une médication active et non interrompue, secondée et favorisée par le milieu le plus propice à son action.

C'est en partant de ce principe que nous avons conçu l'idée d'une station hivernale sur le littoral algérien, dont nous donnons ici l'exposé général et sommaire.

L'éminent directeur de l'École d'architecture, M. Émile Trélat, dont les travaux importants en ce qui concerne l'hygiène publique sont fort connus, a bien voulu nous prêter son concours dans la composition du plan pour les habitations des valétudinaires, et c'est l'ensemble de son esquisse théorique que nous reproduisons.

Comme on voit, les malades occuperont des pavillons séparés, disséminés dans un bois (eucalyptus), où ils demeureront avec leur famille ; ces pavillons, construits selon les règles strictes de l'hygiène et de la science, comporteront toutes les recherches d'un confort à la fois élégant et simple.

Il y aura, devant chaque habitation, un petit jardin où la culture des fleurs sera abandonnée aux soins du malade, car c'est une distraction que nous considérons comme des plus utiles pour occuper les loisirs des valétudinaires, en les forçant de rester en plein air.

Au centre, les bâtiments généraux comprennent les salons de conversation, de lecture, de jeux, de musique, le théâtre et les salles à manger pour les personnes qui préféreront prendre leurs repas en commun.

Les jeux seront choisis de manière à être non-seulement une distraction et un divertissement, mais encore un exercice musculaire.

Le théâtre et les concerts ne se prolongeront jamais avant dans la soirée. Les promenades et les excursions, les parties à cheval ou en voiture seront réglémentées selon les forces individuelles et conformément à l'état atmosphérique. L'alimentation se fera selon les règles et les indications précises de diététique appropriées à l'état du malade.

Les constructions pour l'installation des services thérapeutiques comprennent :

Bains, douches, inhalations, pulvérisation, appareils pneumatiques, gymnastique, etc., le tout agencé selon les derniers perfectionnements de l'invention moderne.

En ce qui concerne la médication, tous les modes de traitement, toutes les ressources de la thérapeutique reconnus utiles ou proposés par des hommes compétents et sérieux, seront appliqués selon les prescriptions du médecin habituel du malade.

Une vaste koumysserie fournira le koumys, ce modificateur hygiénique par excellence, adopté par la thérapeutique moderne comme l'agent le plus important dans le traitement des maladies consomptives.

Les appréciations autorisées des hommes éminents de la science ont mis en évidence, mieux que tout ce que nous pourrions dire, l'importance réelle de cette médication et le rôle qui lui est assigné.

Une annexe d'un terrain de la contenance de 200 hectares sera consacrée à l'élevage des animaux, dont le lait servira à la fabrication du koumys et fournira les éléments de la cure lactée en général : (juments, vaches, ânesses, chamelles, brebis, chèvres).

Sur ce terrain seront établies les cultures appropriées à la production de laits médicamenteux, chlorurés, iodurés et arsenicaux.

En résumé, dans cette station en quelque sorte synthétique, le malade sera sous un contrôle médical constant, qui le suivra dans toutes les phases de la cure, en réglant, en quelque sorte, l'entretien de sa santé, combattant immédiatement les accidents symptomatiques et intercurrents, surveillant le réveil des forces, guidant le patient dans ses occupations et même dans ses distractions.

Cette discipline médicale du régime quotidien ne se rencontre dans aucune station hivernale.

Aussi, organisée d'après ces données, la station projetée nous semble devoir combler une lacune.

Les nombreux médecins, presque tous très-distingués, qui chaque hiver sont à la disposition des malades dans les localités privilégiées par le climat, se plaignent tout bas d'être trop peu secondés par les conditions hygiéniques; et l'un de nos confrères voyageurs, très-autorisé en raison de la connaissance personnelle qu'il possède des stations méditerranéennes, M. le Dr Ducoux, nous écrit à ce sujet :

« Je crois qu'une station hivernale sur un point bien choisi de la côte d'Afrique réussirait à merveille et rendrait aux phthisiques et aux médecins un immense service. Il nous manque un rendez-vous de malades. Jusqu'ici nous n'avons en France que des stations de plaisir, qui ne sont pas si favorables qu'on pourrait le croire. Il y a trop d'entraînement pour les parties de plaisir et la roulette est trop près.

« D'un autre côté, la grande affluence des gens bien portants, qui dépensent beaucoup d'argent, met toutes choses hors de prix. J'ai souvent entendu des plaintes très-graves à cet égard.

« Selon moi, c'est donc le cas de dire, et très-sincèrement, que le besoin d'une résidence hivernale sérieuse se fait réellement sentir. J'ai visité toutes les stations du littoral méditerranéen français et italien, et j'y ai séjourné.

« Je les connais, et partout j'ai constaté les mêmes inconvénients.

« Les Anglais ont Madère, qui répond à toutes les exigences. Il nous faut quelque chose de pareil sur la côte d'Afrique.

« Les côtes de France et d'Italie attireront toujours les étrangers qui n'ont besoin que de distractions ; mais les vrais malades songeront à notre colonie plus paisible et mieux faite pour eux. Ils y vivent à l'heure qu'il est sans direction, parce qu'on n'y trouve d'établissement d'aucune sorte qui soit adapté à leurs besoins, etc. »

Déjà l'*Union médicale*, par la plume autorisée du Dr Maximin Legrand, a bien voulu appeler l'attention du public médical sur notre projet, dans les numéros du 3 août et du 3 octobre 1876.

Malgré sa discrétion, le peu qu'il en a dit a suscité, chez nos confrères, une curiosité qui s'est traduite par un grand nombre de lettres et de demandes de renseignements, témoignant toutes de l'intérêt qui s'attache à la réalisation et des vœux formés pour la réussite de notre entreprise.

Si aucune objection, en principe, ne nous a été adressée d'autre part, nous avons reçu, de tous les points de la France, des encouragements, d'autant plus précieux qu'ils nous viennent tant des sommités médicales de la capitale que des modestes et dévoués pionniers de la science qui exercent dans les campagnes.

Aussi, sans nous faire d'illusions sur les difficultés qu'entraîne la réalisation de notre projet, nous espérons les surmonter et les vaincre, grâce à cette approbation unanime du corps médical ainsi qu'aux moyens d'action dont nous pouvons déjà disposer; mais si nos forces et nos capacités ne suffisaient pas pour mener à bonne fin une création de cette importance, nous n'en sommes pas moins persuadé que l'idée subsistera et que, par elle seule, nous aurons contribué, pour si peu que ce soit, aux progrès de la science, à l'amélioration du sort des pauvres phthisiques, ainsi qu'à la prospérité de notre belle colonie.

Cette pensée est déjà pour nous, en quelque sorte, la récompense de nos efforts.

BIBLIOTHÈQUE NATIONALE R.F. IMPRIMÉS

INDEX

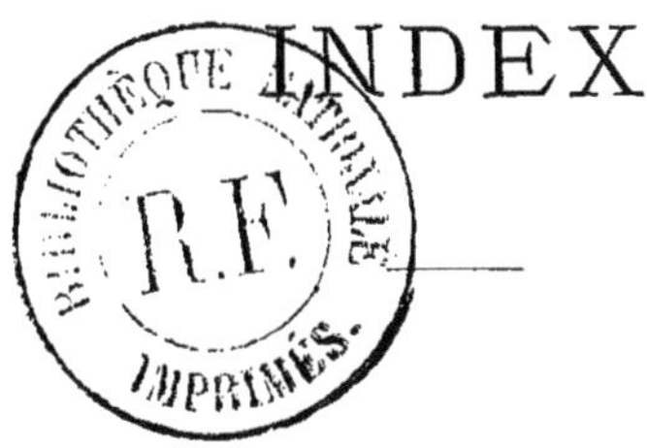

Clichy. — Imprimerie Paul Dupont, rue du Bac-d'Asnières, 12. (405, 3-78.)

www.ingramcontent.com/pod-product-compliance
Ingram Content Group UK Ltd.
Pitfield, Milton Keynes, MK11 3LW, UK
UKHW020410230726
13925UKWH00004B/1341